肉蛋禽
速查手册

甘智荣 ◎ 主编

黑龙江科学技术出版社

HEILONGJIANG SCIENCE AND TECHNOLOGY PRESS

图书在版编目（CIP）数据

肉蛋禽速查手册 / 甘智荣主编 . -- 哈尔滨：黑龙
江科学技术出版社，2018.6
（厨事速查）
ISBN 978-7-5388-9575-9

Ⅰ . ①肉… Ⅱ . ①甘… Ⅲ . ①肉类 - 食品营养 - 手册
②禽蛋 - 食品营养 - 手册③家禽 - 食品营养 - 手册 Ⅳ .
① R151.3-62

中国版本图书馆 CIP 数据核字 (2018) 第 048579 号

肉 蛋 禽 速 查 手 册

ROU DAN QIN SUCHA SHOUCE

作　者	甘智荣	
项目总监	薛方闻	
责任编辑	马远洋	
策　划	深圳市金版文化发展股份有限公司	
封面设计	深圳市金版文化发展股份有限公司	
出　版	黑龙江科学技术出版社	
	地址：哈尔滨市南岗区公安街 70-2 号　邮编：150007	
	电话：（0451）53642106　传真：（0451）53642143	
	网址：www.lkcbs.cn	
发　行	全国新华书店	
印　刷	深圳市雅佳图印刷有限公司	
开　本	685 mm × 920 mm　1/16	
印　张	13	
字　数	180 千字	
版　次	2018 年 6 月第 1 版	
印　次	2018 年 6 月第 1 次印刷	
书　号	ISBN 978-7-5388-9575-9	
定　价	39.80 元	

Contents

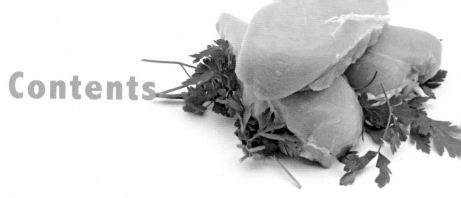

PART ❸ 禽蛋类

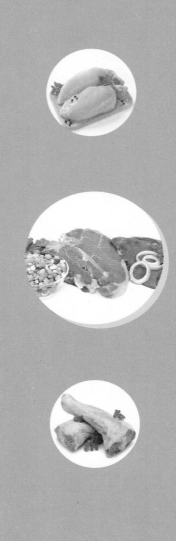

PART 1

如 何 健 康 吃 肉

现代人吃肉已经不是问题了，吃多少、怎么吃才是问题。肉类以畜肉、禽肉为主。畜肉有猪、牛、羊、兔肉等，禽肉有鸡、鸭、鹅肉等。肉类含有丰富的蛋白质、脂肪和B族维生素、矿物质，是人类的重要食品。那么，我们该如何吃肉呢？吃肉有哪些禁忌呢？

肉类营养价值高

很多人都爱吃肉，甚至没有肉就吃不下饭，无肉不欢。大家都知道肉类食品有营养，但肉类食品中到底有哪些营养呢？

1.蛋白质

肉类的蛋白质大部分存在于动物肌肉之中，其中的蛋白质含量为10%～20%，属于优质蛋白质。另外，肌肉中人体必需氨基酸的含量与利用率接近全鸡蛋。

2.维生素

肉类可以提供多种维生素。瘦肉是B族维生素的良好来源，特别是维生素B_1。动物内脏中，如肝中含有维生素A和维生素D；肾中含有维生素B_1和维生素B_2。

3.矿物质

肉类中矿物质含量一般是在0.8%～1.2%，其中钙含量较少，铁、磷含量较多。肝在动物内脏中营养价值最高，含有磷、硫、钙、铁、铜等。肾脏中含铁较多。

4.脂肪

动物肉类脂肪多积聚于皮下、肠网膜，以及心、肾周围结缔组织及肥肉之中，一般平均含量为10%～30%。脂肪的成分多为硬脂酸、软脂酸和油酸，总之以饱和脂肪酸为主。

5.卵磷脂和胆固醇

肉类脂肪中还含有少量卵磷脂和胆固醇。肉类脂肪的溶点和体温相近。

健康吃肉的学问

有关吃肉利弊的争论，在饮食营养学界由来已久，至今仍是难分胜负，但至少有一点，双方达成了共识，那就是吃肉要有讲究，否则就会影响身体健康。下面，我们就一起来了解一下吃肉的学问。

1.谁不适合吃肉

老年女性：研究表明，吃肉多而吃蔬菜少的老年女性，与那些吃蔬菜多而吃肉少的老年女性相比，髋骨骨折的可能性更大。美国一权威杂志的报告说，65岁以上女性吃肉过多，骨组织会更快丧失，原因是动物食品中提供的主要是前体酸，而植物食品中的蛋白含有基础前驱物。饮食中如果前体酸和基础前驱物之间失去平衡，就可能引起酸性物质积累，影响骨健康。

风湿病患者：风湿病患者在进行药物治疗的同时，应减少动物脂肪的摄入量。根据专家的建议，鸡蛋和动物内脏都应是风湿病患者严禁食用的食物，而猪肉、牛肉、羊肉等"红肉"以及香肠每周吃一到两次。因为动物脂肪中含有大量容易引起关节发炎的物质，过多进食富含动物脂肪的食物会加重患者的病情。

2.何时不该吃肉

许多人在体育锻炼或体力劳动后常有肌肉发胀、关节酸痛、精神疲乏的感觉。为了尽快消除这些症状，他们会选择吃一些肉食，以为这样可以补充营养，满足身体需要。其实，此时食用肉类食物不但不利于消除这些症状，反而对身体有不良影响。正确

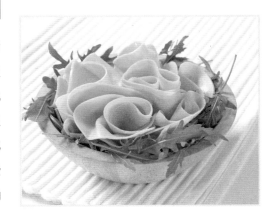

的做法是：在体育锻炼后，应多吃些碱性的食物，如水果、蔬菜、豆制品等，才能尽快消除运动引起的症状。

3.如何正确吃肉

专家发现，每天吃畜肉者患肠癌的危险比不吃畜肉者要高2.5倍。而且嗜吃畜肉容易引起脑萎缩，降低智力，诱发痴呆。

为了引导人们正确吃肉，营养学家给出以下建议：

多用炖的烹饪方式：从营养学的角度来说，最健康的烹调方式是炖。实验表明，长时间炖肉可减少肉中30%～50%的胆固醇。

多吃禽肉，少吃畜肉：有研究表明，禽肉脂肪少，营养价值要比畜肉高得多。更主要的原因是，多吃畜肉会增加患前列腺癌和结肠癌的风险。

多吃骨头少吃肉：骨头中含有丰富的钙质、蛋白质等，胆固醇含量却低于肉，所以爱吃肉的人不妨用骨头来代替肉，既解馋又不影响健康。

4.每天应该吃多少肉

食肉一定不能过量，因为除了脂肪含量过高外，肉类中还含有嘌呤碱，它容易在体内代谢中生成尿酸。尿酸大量积聚，会引起痛风、骨发育不良等疾病。最新的研究还表明，过量吃肉会降低机体免疫力，使人体对各种疾病难以抵抗。

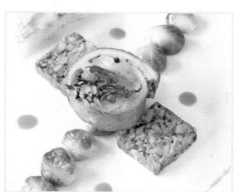
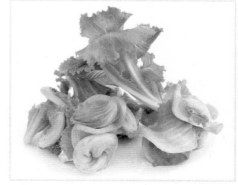

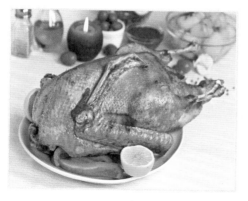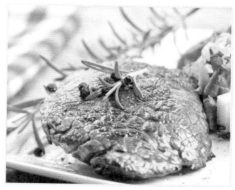

按照合理的饮食标准，每人每天平均需要摄入动物蛋白44～45克。除了从肉中摄取外，还可以通过牛奶、蛋类等补充。因此，每人每天最好吃一次肉菜，而且最好在午餐时吃，肉量以200克左右为宜，再在早餐或晚餐时补充点鸡蛋和牛奶，这样就完全可以满足一个人一天里身体对动物蛋白的需要了。

5.有些肉要少吃

腌腊熏烤类熟食在制作过程中，燃料及脂肪在不完全燃烧的时候都能产生致癌物，食用油与金属棒在反复加热过程中也会产生对人体有害的物质。绞肉类食品，如香肠、火腿、贡丸、汉堡肉饼，因为都是以肥肉与瘦肉混合绞制的，表面看不出来肥瘦，很容易不知不觉就摄取过多的脂肪，经常食用易导致发胖。

6.如何挑选袋装肉干

在选购袋装肉制品时应注意以下几点：

看包装： 包装要密封，无破损。不要随意购买散装肉制品，其质量无保证。

看标签： 选购加贴"QS"标志的产品。产品包装上应标明品名、厂名、厂址、执行的产品标准、配料表、净含量等，否则就不要轻易购买。

看生产日期： 挑选近期生产的产品，产品存放时间越长，氧化现象就越严重。

看产品外观色泽： 颜色过于鲜艳的肉制品有可能添加过量色素，不要购买。

六类人必须吃肉

肉类对人体健康起着非常重要的作用。下面几类人尤其需要吃肉。

1.儿童和青少年

他们处在生长发育的阶段，必须用充足的肉类来保证蛋白质供应。

2.65~70岁的老人

他们的肌肉开始松弛，而肉类中的蛋白质可以延缓肌肉衰老。

3.正在减肥的人

蛋白质能增强饱腹感，减肥的时候更要稍微增加蛋白质的摄入。

4.孕妇和乳母

她们要为自己和宝宝两个人摄入营养，应多吃点肉。

5.贫血患者和经期女性

贫血大多是由缺乏蛋白质和铁造成的，而这两种营养素在肉类中都比较多。女性月经期间营养流失多，也应该吃肉加以补充。

6.肿瘤患者

肿瘤是一种消耗性疾病，如果营养不良，就会影响治疗和恢复。处于放疗和化疗期的患者更应增加蛋白质和维生素的摄入量，以保证机体有足够的抵抗力。

哪些部位的肉不能吃

肉类是我们生活中必不可少的食品，动物身上大部分的部位都能够食用，但有些部位是不能吃的，食用这些部位容易引发健康问题。

1.鸡头

鸡在啄食中会吃进对人体有害的重金属，这些重金属主要储存于脑组织中，毒素会随年龄的增长而累积。

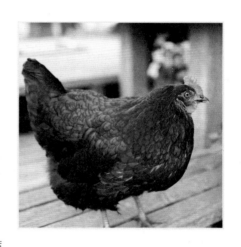

2.禽尖翅

禽类屁股上端长尾羽的部位，学名"腔上囊"，又叫禽尖翅，是淋巴腺体集中的地方，淋巴腺中的巨噬细胞可吞食病菌，即使是致癌物质也能吞食，但不能分解，故禽尖翅是个"藏污纳垢的仓库"。

3.猪脖子的肉疙瘩

食用猪头肉时应剔除猪脖子等处灰色、黄色或暗红色的肉疙瘩，即称为"肉枣"的东西，这些地方含有很多病菌，若食用易感染疾病。

4.畜"三腺"

猪、牛、羊等动物体上的甲状腺、肾上腺、病变淋巴腺是三种"生理性有害器官"，不能食用。

肉类烹饪小窍门

肉类是食用价值很高的食品,但是,怎样烹饪才能把肉类的营养保持得最好,同时形成最佳口感呢?

①烹饪羊肉要去膻味,比如将萝卜块和羊肉一起下锅,半小时后取出萝卜块即可。

②为了使牛肉炖得快、炖得烂,加一小撮茶叶(约为泡一壶茶的量),用纱布包好同炖,肉很快就烂且味道鲜美。

③煮骨头汤时加一小匙醋,可使骨头中的磷、钙溶解于汤中,并可保留汤中的维生素。

④煮牛肉和其他韧、硬肉类以及野味禽类时,加点醋可使其软化。

⑤根据不同水温下不同的汤料:用新鲜鸡、鸭、排骨等炖汤,必须待水开后下锅,但用煮腌过的肉、鸡、火腿等炖汤,则须冷水下锅。

⑥煮咸肉时,用十几个钻有许多小孔的核桃同煮,可消除臭味。

⑦煮火腿之前,在火腿皮上涂些白糖,容易煮烂,味道更鲜美。

⑧煮猪肚时,千万不能先放盐,而要等煮熟后吃时再放盐,否则猪肚会缩得像牛筋一样硬。

⑨猪肚煮熟后,切成长块,放在碗内加一些鲜汤再蒸一会儿,猪肚便会加厚一倍。

⑩肉类可以选用汆或"水滑"的方式加热断生,这样能减少外来油脂,从而降低整个菜肴的总热量。此外,"水滑"会使细嫩肉类的蛋白质更容易被消化吸收。

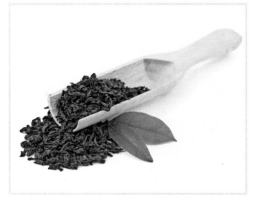

⑪红烧牛肉时,加少许雪里蕻,肉味更鲜美。

⑫无论是炖还是炒肉类菜肴，烹制前都可以榨取或挤压部分菠萝汁进行腌渍。如果想保持菠萝的口感，可以在肉八九成熟时将其放入。此外，如果感觉吃肉太油腻，可在吃肉后吃些菠萝，能开胃顺气、解油腻。

⑬在煮、炖肉类的过程中，水溶性维生素和矿物质溶于汤汁内，如将肉块随汤一起食用，可减少营养损失。因此，在食用红烧、清炖及蒸、煮肉类食物时，应连汁带汤都吃掉。

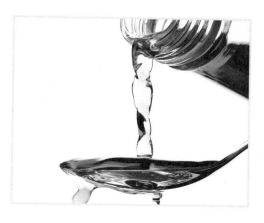

⑭识别鲜猪肉是否注水：取一块白纸粘在肉上，如纸很快被水湿透，就是注了水的；若不容易湿透，上沾有油迹，则表明未注水。此贴纸法还可用于牛、羊肉。

⑮炖汤的时候滴几滴醋，能更好地溶解骨头里的钙质，从而使汤品的含钙量增加。

⑯烹饪较老的肉宜用"湿热法"，例如红烧、清炖、卤、煮、蒸等。较嫩的肉宜用"干热法"，例如烤、煎、炸、炒、熏。

⑰在烹煮之前，较老的肉应先拍打、切薄、搅碎来增加接触面，而且肉经拍薄后，热的穿透力快，可缩短烹调时间，有助于保持肉的嫩度。

⑱在加热之前，可在肉中加淀粉或蛋液，使肉质滑润柔软。

⑲不同的动物，肉类的组织会有很大不同。牛肉的组织十分紧密，鸡肉的组织较为松散且较短，所以为了咀嚼方便，牛肉一般逆纹来切片，鸡肉则顺纹来切片。同一种肉类的不同部位其组织亦不同，所以应依部位不同选用不同的烹调方式。

⑳用铝盆解冻肉：把一个铝盆底朝上放在桌上，将冻肉放在铝盆的底上，接着把另一个铝盆底部朝下，轻轻地压在冻肉上。压5分钟左右，即可解冻。如果家中没有铝盆，可以用铝盖、铝锅代替。

㉑煮肉汤或排骨汤时，放入新鲜橘皮，不仅味道鲜美，还可减轻油腻感。

㉒肉类宜在15～20℃的室温中自然解冻，除非急于烹饪，最好不要在水中解冻，以免造成营养物质流失。家禽肉一般可在水中解冻，但未去内脏的应在室温下自然解冻，以免产生异味。

㉓怎样使肉皮更可口？肉皮的营养价值高，含有磷、铁等人体不可缺少的矿物质类。多吃肉皮能补精益血、滋润肌肤、光泽头发、延缓衰老。那么，怎样使肉皮更加可口呢？

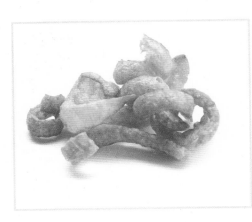

爆炒肉皮：先用冷水浸泡，让肉皮充分地泡发，时间大概是半天。把泡发的肉皮切成菱形小块。锅中加油放入肉末、胡萝卜片、姜、蒜爆炒，炒出香味后放入肉皮，爆炒3~4分钟后加入适量的水，将水收干后调味出锅即可。

油炸肉皮：肉皮晒干后，放锅里用菜油炸，炸到发黄时取出，风干，切成小块，加入少量盐，用水煮烧，蘸醋吃，味美可口。

肉皮冻：将肉皮洗净切成小块，加入盐、酱油、花椒等调料用水煮熟，冷却后凝固即成。

肉皮辣酱：肉皮煮熟后切成碎块，与黄豆、辣椒、酱油等一起烹炒即可。

肉皮馅：肉皮煮熟剁碎，加入切碎的蔬菜、调料等，包饺子、馄饨，可与猪肉媲美。

蒸肉皮：肉皮可以蒸来吃，味道爽口，风味独特，比如芽菜蒸肉皮。

㉔采用以下12个诀窍，可以让肉类嫩滑无比：

干淀粉法：适用于炒肉片、肉丝菜肴。肉片、肉丝切好（红肉逆纹切，白肉顺纹切）后，加入干淀粉，反复拌匀，半小时后上锅炒。可使肉质嫩滑，入口不腻。

小苏打法：切好的肉片或肉丝加入少许小苏打和水拌匀腌渍15分钟，再进行料理，成菜肉质软嫩，纤维疏松。

植物油法： 先在肉中下好佐料，再加适量菜油（如豆油、菜籽油）拌匀，半小时后下锅。炒出来的肉肉质细嫩。

挂浆法： 切好的肉片或肉丝放在一个大碗里，放入盐、料酒和淀粉搅拌成浆，三者的比例为1：2：2。加入适量的葱丝和姜丝调味，抓匀，静置20分钟。

啤酒法： 炖肉或者焖烧的时候加一些啤酒，可以使肉质很快软烂鲜嫩。

蛋白法： 适用于炒肉类菜肴。在肉片、肉丝、肉丁中加入适量鸡蛋清，搅拌均匀，静置15~20分钟后上锅，炒出的肉肉质鲜滑、可口。

加醋法： 氽好的猪蹄，加少许白醋腌渍20分钟后，再进行料理，猪皮会膨胀，料理的时候格外嫩滑。

摔打法： 用手拿起肉馅，在碗中反复摔打，直到感觉肉馅充满弹性即可。这样处理过的肉馅再拿来做丸子，口感会更加鲜嫩、弹爽。

肉叉法： 猪排比较厚，可用叉子在猪排两面反复扎些小孔，破坏肉的组织，这样容易腌渍入味，吃起来也不会有任何老的感觉。

敲打法： 把肉切成所需厚度的大片，把肉平放在案板上，用肉槌有齿的一面反复捶打，直到肉片表面出现凹凸不平的小点，用手触摸感觉肉质已经变得松软即可，捶打时不需要太用力。如果没有肉槌，可以试着用刀背代替。

茶叶法： 牛肉不易炖烂，比较费火，烧制的时候加少许茶叶，就很容易炖烂，嫩滑可口，还没有膻味。

盐水法： 冻肉解冻，可以放入浓度较高的盐水中，成菜后肉质格外鲜爽。

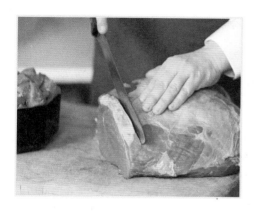
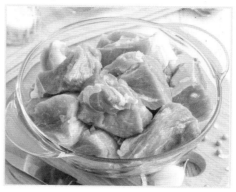

怎样吃肉不长胖

很多爱美的女孩们认为吃肉会长胖，因此拒绝吃肉。事实上，吃肉不一定会长胖，关键是要讲究方法，这样才能在享受美味的同时不会发胖。下面，我们一起来看看吃肉不长胖的几个原则吧！

1.烹饪方法很重要

蒸是最合适的烹饪方式，不仅少用油，而且会比红烧的办法少用很多糖。

2.多吃白肉，少吃红肉

减肥期间吃肉，低脂、高蛋白的禽肉是首选。因为即使再瘦的猪肉、牛肉里也会隐藏很多看不到的脂肪，而禽肉只要选对部位，就可以几乎不摄入脂肪。

3.吃对部位很重要

同样的肉，不同的部位，因为脂肪含量不一样，热量也是不一样的。比如鸡翅尖的主要构成是鸡皮和脂肪，所以热量就比鸡胸肉高。

4.单纯吃肉

不要配着米饭或烧饼吃肉，而要单纯吃肉，这倒不是因为肉类和淀粉类相互作用使身体更容易吸收进热量，而是因为米饭拌着汤汁或者烧饼夹着肉会因为太香了，让食欲不知不觉地增加，导致过食，无形中脂肪、热量摄入过多。

5.尽量选购低脂肉类

多选择脂肪含量较少的鸡及鱼类，少买五花肉、香肠等脂肪多的肉类。

红肉、白肉大PK

肉是人们饮食中不可缺少的一种食品，在讲究饮食与健康的今天，肉与健康的关系更是大家不得不面对的问题。古人所说的"宁吃天上飞禽四两，不吃地上走兽半斤"，其实讲的就是红肉与白肉的取舍。红肉与白肉，到底哪个更好呢？

1.身份辨别

红肉主要是指畜肉类，包括猪、牛、羊等的肌肉、内脏及其制品。红肉的肌肉颜色暗红，纹理较深。而禽肉及水产动物的肉色较浅，故称"白肉"。

烹饪后的颜色不能作为判断是否为红肉的标准。牛肉烹饪前后都是红色；猪肉虽在烹饪后变为白色，但它终归属于红肉。相反地，有些禽类、鱼、爬行动物、两栖动物、甲壳类动物的肉烹饪后会变红，但它们还是属于白肉，比如说三文鱼、煮熟的虾蟹等都是红色，但不能算作红肉。

2.营养价值

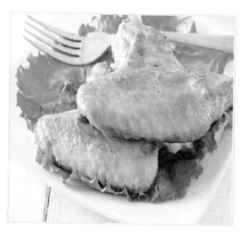
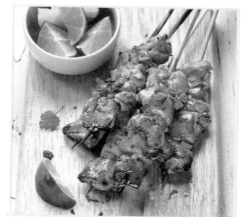

从营养学角度来说，白肉更好一些，一是因为红肉的脂肪含量高，尤其是猪肉，每100克猪肉中脂肪含量高达30.3克，而每100克白肉（如鸡肉）中脂肪的含量仅10克左右，是猪肉的1/3。二是红肉的脂肪中多为饱和脂肪酸，而不饱和脂肪酸的含量比较低，如牛肉中的不饱和脂肪酸仅占脂肪总量的6.5%，在鸡肉的脂肪中，不饱和脂肪酸占24.7%，为牛肉的3倍多。

另外，鸭、鹅肉的化学结构非常接近橄榄油，有益于心脏健康。尤其是鸡肉，被认为是人体所需蛋白质的最佳来源。

3.对疾病的影响

最近流行病学研究发现，吃红肉多的人群患结肠癌、乳腺癌、冠心病等慢性病的危险性高，而吃白肉可以降低患这些病的危险性，延长寿命。

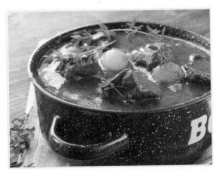

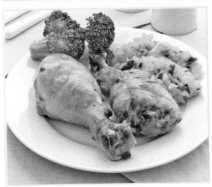

4.少吃不等于不吃

红肉确实不如白肉好，但这并不意味着要走向另一个极端——完全拒吃红肉。与白肉相比，红肉中富含铁、锌等微量元素以及维生素B_{12}，这些成分对人体健康至关重要，尤其是正处于生长发育期的孩子。例如，牛肉中锌的含量是鸡肉的4倍，铁含量是鸡肉的2.5倍，同时肉中所含的铁为血红素铁，它在人体中的吸收率比非血红素铁（含在蔬菜中）高3~5倍。由于女性每月的月经会流失血红素铁，因而女人比男人更容易患上贫血，而女性补充铁之后，她们的体能、情绪和注意力集中程度都有所改善。

怎样烹饪鸡蛋最营养

鸡蛋容易取材，营养丰富，老少咸宜，是人类理想的天然食品。但水煮蛋、蒸鸡蛋、荷包蛋、炒鸡蛋……种类繁多，不同做法对它的营养吸收有很大影响，究竟哪种做法是最有营养的呢？

1.有益心脏排行榜

Top1： 带壳水煮蛋。

Top2： 水煮荷包蛋。

Top3： 蛋花汤和蒸蛋。

Top4： 煎荷包蛋。

Top5： 摊鸡蛋。是指用少量的油，小火煎成的蛋饼。

Top6： 炒鸡蛋。鸡蛋比较吸油，炒鸡蛋用油量也较大。

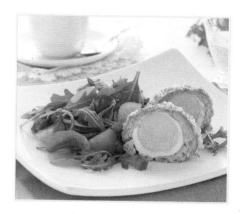

2.蛋白质易消化排行榜

Top1： 带壳水煮蛋。有研究显示，水煮蛋的蛋白质消化率高达99.7%，几乎能全部被人体吸收利用。

Top2： 煎荷包蛋和摊鸡蛋。这两种做法的蛋白质消化率为98%。

Top3： 炒鸡蛋。蛋白质消化率为97%。

Top4： 蒸鸡蛋。蛋白质消化率为92.5%。

Top5： 生鸡蛋。蛋白质消化率仅为30%～50%。

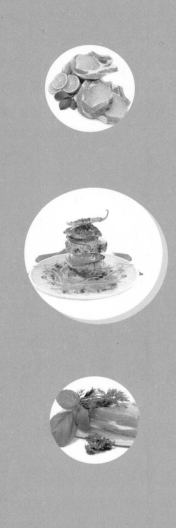

PART 2

畜 肉 类

畜肉类的典型代表为猪、牛、羊、兔等家畜，

它们的肉与内脏都是我们日常生活中经常食用的高蛋白质食物，

因其口感良好，营养价值高，一直以来都备受人们青睐。

不同的家畜类食品，它们的营养价值、搭配禁忌等方面也不尽相同。

猪肉

Pork

● 食用量 ●
每次约80克

『猪肉简介』 猪肉是目前人们餐桌上最重要的动物性食品之一。因为猪肉纤维较为细软，结缔组织较少，肌肉组织中含有较多的肌间脂肪，烹调加工后味道特别鲜美。

『营养成分』 含有丰富的蛋白质、脂肪、糖类，以及钙、磷、铁等成分。

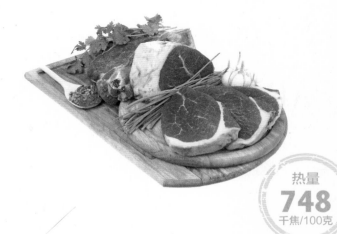

热量
748
千焦/100克

『别名』
豕、豚

『性味归经』
性平，味甘、咸，
入脾、胃、肾经

认识猪肉

食 材 功 效

❶中医认为，猪肉性平味甘，有润肠胃、生津液、补肾气、解热毒的功效。
❷猪肉含有血红素（属有机铁）和促进铁吸收的半胱氨酸，能改善缺铁性贫血症状。
❸猪肉还含有丰富的B族维生素，可以增强体力。

一般人都可食用。尤其适宜于阴虚、头晕、贫血、大便秘结、营养不良之人，燥咳无痰的老人，产后乳汁缺乏的妇女，及青少年、儿童食用。体胖、多痰、舌苔厚腻者慎食；患有冠心病、高血压、高血脂者忌食肥肉；凡有风邪偏盛之人应忌食猪头肉。

❶烹调猪肉前别用热水清洗，因猪肉中含有一种叫肌溶蛋白的物质，在15℃以上的水中易溶解。

❷肉类食品再次加热时最好加点醋。因为肉类食品都含有比较丰富的矿物质，如果在加热肉类的时候加上些醋，矿物质遇上了醋酸就会合成为醋酸钙，提高其营养价值。

『辣子肉丁』

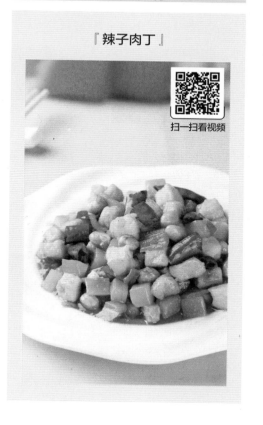

扫一扫看视频

❶猪肉切块与百合共煮，加盐调味食用，可清心安神、益气调中。

❷猪瘦肉、鱼肚、冰糖各适量，隔水炖熟，1次吃完，可辅助治疗胃痛。

❸猪瘦肉、花生、海带、冬瓜各适量，同煲，加少量食盐，饮服，可防治高血压。

❹猪皮1块，红枣10~15个，同煮至稀烂服，每日1剂，可治牙龈出血。

猪的种类

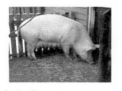

◎大白猪

大白猪又称为大约克夏，原产英国。全身皮毛白色，偶有暗黑斑点，头大小适中，鼻面直或微凹，耳竖立，背腰平直。

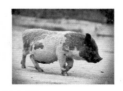

◎陆川猪

因原产于陆川县而得名。陆川猪体型特点为矮、短、宽、肥、圆，背腰宽广凹下，腹大常拖地，毛色呈一致性黑白花。

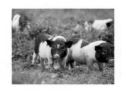

◎宁乡猪

产于湖南长沙宁乡县流沙河、草冲一带。具有早熟易肥，肉质细嫩，味道鲜美，性情温顺，适应性强，体躯深宽短粗等特点。

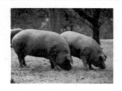

◎里岔黑猪

猪毛色全黑，体型大，体质强壮结实，结构匀称。主要分布于山东省胶州、胶南、诸城三县市交界的胶河流域。

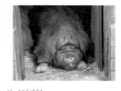

◎八眉猪

八眉猪的中心产区为陕西泾河流域、甘肃陇东和宁夏的固原地区。头较狭长，耳大下垂，额有纵行"八"字皱纹，被毛为黑色。

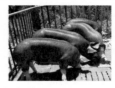

◎太湖猪

产仔数最多的猪种，享有"国宝"之誉。体型中等，黑或青灰色，腹部紫红，头大额宽，耳大下垂，四肢粗壮，腹大下垂。

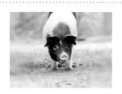

◎金华猪

又称"两头乌"，产于浙江东阳、义乌、金华等地。体型中等，耳下垂，颈短粗，全身被毛，中间白，头颈、臀尾黑。

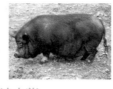

◎波中猪

猪的著名品种，原产于美国，由中国猪、俄国猪、英国猪等杂交而成。全身黑色，有六白的特征。鼻面直，耳半下垂，体型大。

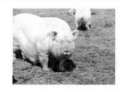

◎荣昌猪

因原产于重庆荣昌县而得名。体型较大，头大小适中，面微凹，耳中等大、下垂，额面皱纹横行，发育匀称，背腰微凹，腹大而深。

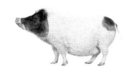

◎监利猪

主产于湖北省监利县。躯干、四肢白色，头、尾黑色，俗称"两头黑"。皮上黑白毛交界处有2～3厘米宽的黑皮，上着生白毛。

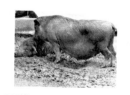

◎民猪

民猪是华北猪种。它的肉质坚实，大理石纹分布均匀，肉色鲜红，成菜后细腻多汁。产仔量高，抗病强，耐畜饲，杂交效果显著。

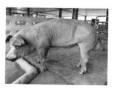

◎黄淮海黑猪

主产淮河两岸、河北、山西、山东和内蒙古。体型较大，耳大下垂，嘴筒长直，背腰平直狭窄，臀部倾斜，被毛黑色，皮厚毛粗密。

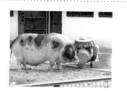

◎大花白猪

体型中等，额部有横行的皱纹，腹较大。背毛稀疏，毛色为黑白花，头部和臀部有黑斑，腹部、四肢为白色，背腰部及体侧有黑块。

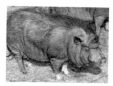

◎内江猪

主要产于四川省内江县。全身被毛黑色，体型较大，体躯宽而深。头短宽多皱褶，耳大下垂，背腰宽广，腹大下垂，四肢坚实。

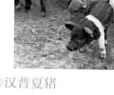

◎汉普夏猪

原产英国南部。体型大，被毛黑色，在肩部和颈部结合处有一条白带围绕，在白色与黑色边缘，由黑皮白毛形成一灰色带。

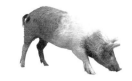

◎杜洛克猪

杜洛克猪产于美国，具有毛色棕红、结构匀称紧凑、四肢粗壮、体躯深广、肌肉发达的特征，属瘦肉型肉用品种。

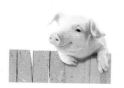

◎香猪

香猪又名"迷你猪"。体型特别矮小，头较直，额部皱纹浅而少。皮薄骨细，嘴圆而尖，吻端粉红色或黑色。腹大而圆，后躯较丰满。

◎滇南小耳猪

产于云南省勐腊、瑞丽、盈江等地。体躯短小，耳竖立或向外横伸，背腰宽广，全身丰满，皮薄、毛稀，被毛以纯黑为主，其次为"六白"和黑白花，也有少量棕色的。

猪肉部位

◎不同肉质，烹调时有不同吃法，不同位置的肉口感也不同。猪身上里脊肉最嫩，后臀尖肉相对老些。因此，我们可以根据烹饪的方式选择购买猪肉的种类。

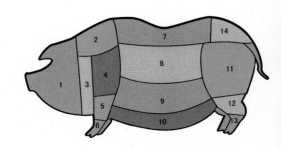

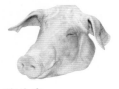

1.猪头肉
包括上下牙颌、耳朵、上下嘴尖、眼眶、核桃肉等。猪头肉皮厚、质地老、胶质重。适宜凉拌、卤、腌、熏、酱腊等。

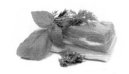

2.凤头皮肉
此处肉皮薄微带脆性，瘦中夹肥，肉质较嫩。适宜卤、蒸、烧和做汤或回锅肉等。

3.槽头肉
又称颈肉，其肉质地老、肥瘦不分。宜于做包子、饺子馅或用于红烧、粉蒸等。

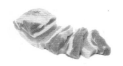

4.前腿肉
这个部位的肉半肥半瘦，肉质较老。适宜凉拌、卤、烧、腌、酱腊、咸烧白芽菜扣肉等。

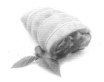

5.前肘
又称前蹄膀，其皮厚、筋多、胶质重。适宜凉拌、烧、制汤、炖、卤、煨等。

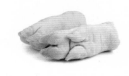

6.前脚
又称前蹄、猪手，质量比后蹄好。此处只有皮、筋、骨骼，胶质重。适宜做烧、炖、卤、煨等用。

7. 里脊皮肉

此猪肉质嫩、肥瘦相连。适宜卤、凉拌、腌或做回锅肉。肥膘部位可做甜烧白等。

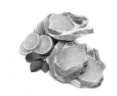

8. 正宝肋

此猪肉皮薄，有肥有瘦，肉质较好。适宜蒸、卤、烧、煨、腌，也可烹制甜烧白等。

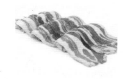

9. 五花肉

其肉质较嫩，肥瘦相间，皮薄。适宜烧、蒸，或烹制咸烧白、红烧肉、东坡肉等。

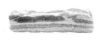

10. 奶脯肉

又称下五花肉、拖泥肉等。位于猪腹部，肉质差，多泡泡肉，肥多瘦少。一般适宜烧、炖、炸酥肉等。

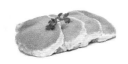

11. 后腿肉

此处肉好、质嫩，有肥有瘦，肥瘦相连，皮薄。适宜做凉拌白肉、卤、腌、做汤或回锅肉等。

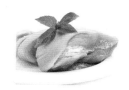

12. 后肘

又称后蹄膀，质量较前蹄膀差，其用途相同。

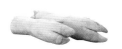

13. 后脚

又称后蹄，质量较前蹄差，其用途相同。

14. 臀尖肉

质嫩、肥多瘦少。适宜凉拌白肉、卤、腌、做汤或回锅肉。

猪肉选购

◎买猪肉时，根据肉的颜色、气味、软硬等可以判断出其品质优劣。

❶**看颜色**：新鲜的猪肉看肉的颜色，即可看出其柔软度。同样的猪肉，其肉色较红者，表示肉较老，此种肉质既粗又硬，最好不要购买；而颜色呈淡红色者，肉质较柔软，品质也较优良。正常冻猪肉外观肌肉呈均匀的红色，无冰或仅有少量血冰，切开后，肌间冰晶细小，解冻后，肌肉有光泽，红色或稍暗，脂肪白色。

❷**闻气味**：优质的猪肉带有香味，变质的猪肉一般都会有异味，有异味的肉最好不要购买。

❸**摸软硬**：猪肉的外面往往有一层稍显干燥的膜。肉质紧密，有韧性，指压凹陷处恢复较快；外表湿润，切面有少量渗出液，不粘手的较好。

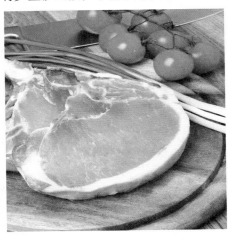

猪肉储存

◎猪肉在常温下存放过久，会受到微生物的污染而产生各种变化，以致腐败。为防止猪肉变质，可采用以下方法保存：

❶**通风储存法**：将鲜肉切成条，在肉表面上涂些蜂蜜后，再用线穿起来，挂在通风处，可存放一段时间，且肉味更加鲜美。

❷**冰箱冷冻法**：将肉切成片，然后将肉片平摊在金属盆中，置冷冻室冻硬，再用塑料薄膜将肉片逐层包裹起来，置冰箱冷冻室贮存，1个月不变质。

❸**纱布保存法**：鲜肉不易存放，如买的肉当天不能用完，所剩鲜肉用浸过醋的纱布裹好，可存数日，其肉新鲜如初。纱布用醋浸透，以不滴醋为宜。

❹**花椒盐水保存法**：将煮沸的花椒盐水盛入容器里，凉凉，将鲜肉放入(让盐水没过肉)，2～3天不会变质。

❺**食盐保存法**：将肉切成一厘米厚的片，用沸水烫一下，凉凉后涂上适量食盐，装入容器，纱网封口，放在通风阴凉处，热天也可保存15～20天。

❻**酱油保存法**：鲜肉切成块状，放进盆中，将酱油倒入用开水烫过（消毒）的盆中，刚没过肉为好，将盖子封上，这样贮存肉在夏季可放20天左右，春、秋季可存2~3个月。

猪肉清洗

◎生猪肉一旦沾上了脏东西，用水冲洗是油腻腻的，反而会越洗越脏，正确的方法应该是用淘米水、面粉或红茶来清洗。

◎淘米水清洗法

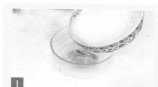

1 将猪肉放入盆中，倒入淘米水。

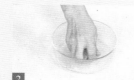

2 用手将猪肉在淘米水中抓洗一会儿。

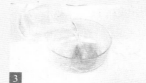

3 再用清水冲洗干净即可。

◎面粉清洗法

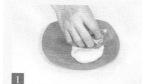

1 将冲洗干净的猪肉放在和好的面团上。

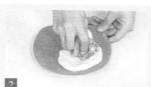

2 将猪肉在面团上来回滚动，将脏物粘走。

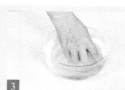

3 放入清水盆中清洗干净，捞出沥干即可。

◎红茶水清洗法

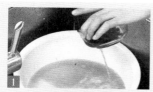

1 往盆里加清水，将冷的浓红茶水倒入盆里，搅匀。

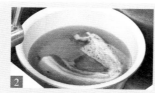

2 将猪肉放进盆里，浸泡15分钟左右。

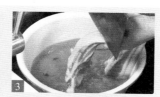

3 将猪肉皮上的毛刮干净。

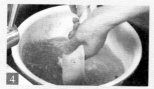

4 用手揉搓清洗猪肉。

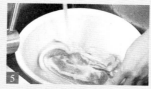

5 将猪肉漂洗一下。

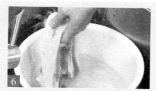

6 放在流水下冲洗干净即可。

◎猪肉的切法，常见的有切麻花刀、块、连刀块、厚片、片、丝、末等。

◎切麻花刀

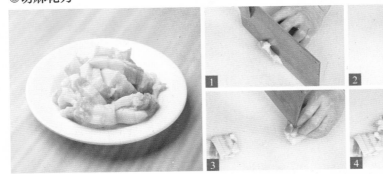

①将猪肉切到底部，不要切断。
②依次切成一样的连刀。
③调换角度，切和原刀口呈90°的连刀，不要切断。
④依次切成麻花状即可。

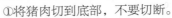

◎切片

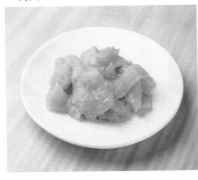
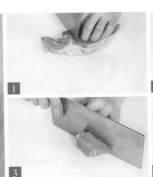
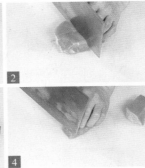

①将猪肉的薄膜和脂肪去除。
②把猪肉对切成两半。
③再将猪肉切成若干块。
④改直刀切猪肉块，连刀将猪肉切成薄片。

◎切丁

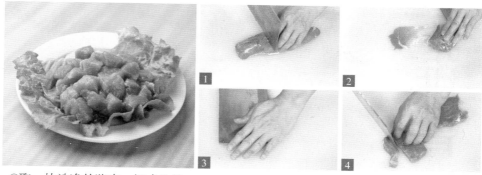

①取一块洗净的猪肉，切成几份。
②将猪肉块不规则的边缘切除。
③将猪肉块切成厚片。
④把厚片切成均匀的条，再切成均匀的丁状即可。

◎剁末

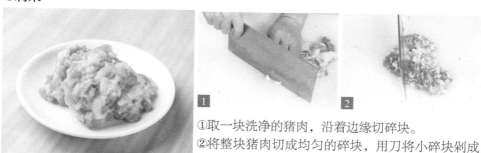

①取一块洗净的猪肉，沿着边缘切碎块。
②将整块猪肉切成均匀的碎块，用刀将小碎块剁成末即可。

◎切菊花刀

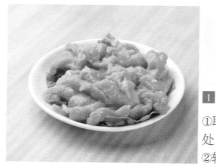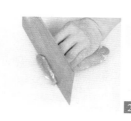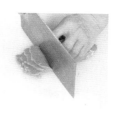

①取一块洗净的猪肉，从一端开始切片，切到4/5处，不要切断。
②转90°垂直向下将4/5的猪肉切成丝条状即可。

猪排骨

Pork ribs

● 食用量 ●
每次约100克

『猪排骨简介』 猪排骨指猪剔肉后剩下的肋骨和脊椎骨，上面还附有少量肉类，可以食用，有多种烹饪方式。

『营养成分』 排骨除含蛋白、脂肪、维生素外，还含有大量磷酸钙、骨胶原、骨黏蛋白等。

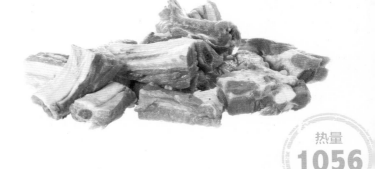

热量
1056
千焦/100克

『别名』
肋排、脊骨
大排、前排

『性味归经』
性平，味甘、咸，
入脾、胃、肾经

认识猪排骨

食 材 功 效

❶猪排骨提供人体生理活动必需的优质蛋白质、脂肪，尤其是丰富的钙质，可维护骨骼健康，使人精力充沛。

❷中医认为，猪排骨具有滋阴润燥、益精补血的功效，适宜气血不足者食用。

一般人都可食用，尤其适宜气血不足者。但湿热痰滞者慎服，肥胖、血脂较高者不宜多食。

烹 饪 指 南

❶猪排骨烹调前别用热水清洗。用热水浸泡会散失很多营养，口味也欠佳。

❷猪排骨应煮熟，因为猪排骨中有时会有寄生虫。

❸炖排骨时放点醋，可以使其易熟，还可使排骨中的钙、磷、铁等矿物质溶解出来，利于吸收，营养价值更高。

❹炖排骨加橘皮，可除异味和油腻感。

美 味 菜 肴

『 干煸麻辣排骨 』

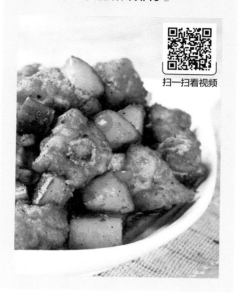

扫一扫看视频

猪排骨的种类

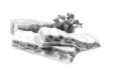

◎小排

小排是指猪腹腔靠近肚腩部分的排骨，它的上边是肋排和子排，小排的肉层比较厚，并带有白色软骨。适合蒸、炸、烤。

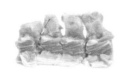

◎子排

子排是指腹腔连接背脊的部位。子排的肉层很厚，油脂丰厚，肉质是所有排骨中最嫩的，适用于多种烹调方法和口味。

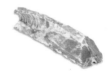

◎猪脊骨

别名猪上骨，脊骨中含有大量骨髓，烹煮时柔软多脂的骨髓就会释出。骨髓可以用在调味汁、汤或煨菜里。

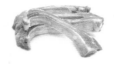

◎肋排

肋排是胸腔的片状排骨，肉层比较薄，肉质比较瘦，口感比较嫩，但是因为有一侧连接背脊，所以骨头会比较粗。由于肋排比较大，所以一些店家会把它分割成腔骨、子排等，让顾客选购。

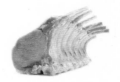

◎大排

大排是指里脊肉和背脊肉连接的部位，又称为肉排，多用于油炸，以肉片为主，但是带着排骨。

猪排骨选购

◎猪排骨营养价值高，根据颜色、气味、软硬等可以判断出其品质优劣。

❶看颜色：新鲜的排骨外观颜色鲜红，最好呈粉红色。

❷闻气味：排骨的气味，应当接近比较新鲜的猪肉的味道，而且略带点腥味。一旦有其他异味或者臭味，就不要买。

❸摸软硬：品质良好的排骨，用手摸起来感觉肉质紧密。用手指按压排骨，如果用力按压，排骨上的肉应当能迅速地恢复原状。如果瘫软下去，则肉质就不好。再用手摸下排骨表面，表面应当有点干，或略显湿润而且不粘手。如果粘手，则不是新鲜的排骨。

猪排骨储存

◎猪排骨在常温下不宜储存，会受到微生物的污染而产生各种变化，以致腐败。为防止排骨变质，可采用以下方法进行保存：

❶短期冰箱冷冻法：刚买的排骨最好能在半小时内料理，若不能，则应不经清洗直接用保鲜膜包好，放入冰箱冷冻层中冷冻，可保存一个星期左右。

❷长期冰箱冷冻法：排骨如果需要长时间保存，可把排骨剁成大小合适的块，放入沸水锅内汆烫一下，捞出用冷水过凉，沥干水分，再加上少许料酒调拌均匀，用保鲜袋包裹好，放冰箱冷冻室内冷冻保存，一般可保鲜1个月不变质。

排骨清洗

◎排骨一旦沾上了脏东西，不易清洗，推荐以下方法来清洗：

◎淘米水清洗法

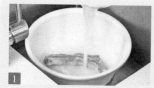

1 把排骨放在盆里，加入淘米水，浸泡15分钟左右。

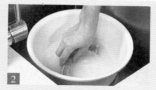

2 将排骨清洗干净。

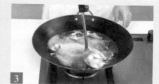

3 排骨放进锅里的沸水中氽烫一下，捞出沥水即可。

排骨切法

◎排骨的烹饪方式多样，但切法不多，一般都是切段。

◎切段

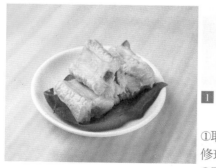

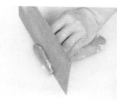

1

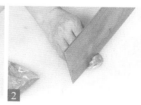

2

①取一块氽烫过的猪排骨，将排骨两边的肉切掉，修理整齐。
②开始切长段，将整条排骨均匀地切成长段即可。

猪肘

Pork hock

● 食用量 ●
每次约80克

『 别名 』
猪蹄膀、猪肘棒

『 性味归经 』
性平，味甘、咸，
入脾、胃经

『猪肘简介』 猪肘分为前肘、后肘，其皮厚、筋多、胶质重、蛋白质含量高，适宜凉拌、烧、制汤、炖、卤、煨等。

『营养成分』 含有蛋白质，脂肪，钾、钙、磷，糖类等。

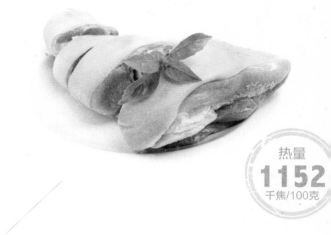

热量
1152
千焦/100克

认识猪肘

食 材 功 效

❶猪肘营养很丰富，含较多的蛋白质，特别是含有大量的胶原蛋白质，和肉皮一样，是使皮肤丰满、润泽，强体增肥的食疗佳品。

❷猪肘含有丰富的脂肪酸，并提供血红素和促进铁吸收的半胱氨酸，能改善缺铁性贫血症状。

一般人都可食用，湿热痰滞内蕴者慎食，肥胖、血脂较高者不宜多食。

❶修割猪肘时，皮面要留长一点。因为猪肘的皮面含有丰富的胶质，加热后收缩性较大，而肌肉组织的收缩性则较小，如果皮面与肌肉并齐或是皮面小于肌肉，加热后皮面收缩变小，甚至脱落，会致使肌肉裸露而散碎。

❷**猪肘去腥味的方法**：将肘子多次冲洗干净，与大茴、桂皮、花椒、姜、盐、绍酒和糖色一起放进锅里，开旺火煮至出油，捞出来，洗净即可。

『卤猪肘』

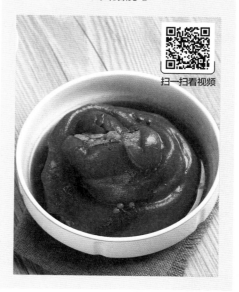

扫一扫看视频

实用小偏方

❶把适量白术、党参、猪肘一起炖汤，可以调理肠胃、强身健体。

❷把适量猪肘和山药一起炖汤，可以健脾胃。

❸猪肘与红枣和黑木耳，用文火煨煮，同食。本方能滋阴润燥、补虚疗损，有良好的补益作用。

❹猪肘与菊花一起熬煮，同食，具有补肾益精、润养血脉的功效，适用于脾肾虚弱、肤发枯燥、肺虚燥咳、更年期综合征等症。

猪肘选购

◎买猪肘时，根据外形、颜色、气味、软硬等可以判断出其品质优劣。

❶观外形：肘子和猪蹄一样，分前后，而且都以前肘（前蹄）为佳。前肘子筋多、瘦肉多，肉比较活，肥而不腻。

❷看颜色：要求猪肘的肉皮色泽白亮并且富有光泽，猪肘肉色泽红润。

❸闻气味：猪肘有一种特殊的猪肉鲜味，无异味。

❹摸软硬：质地紧密，富有弹性，用手轻轻按压一下能够很快复原。

猪肘储存

◎猪肘味道鲜美，为保持口感和营养价值，可采用以下几种实用的储存方法：

❶冰箱冷冻法：用小刀把猪肘中的骨头剔除，修切整齐，在表面涂抹上少许黄酒，用保鲜膜包裹起来，放入冰箱冷冻室内冷冻保存即可。

❷食盐保存法：将猪肘切成块状，用沸水烫一下，凉后涂上适量食盐，装入容器，纱网封口，放在通风阴凉处，热天也可保存15～20天。

猪肘清洗

◎猪肘表面油腻，不易清洗干净，下面推荐两种实用的清洗方法：

◎燎刮清洗法

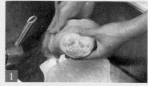

1 将猪肘用清水冲洗一遍。

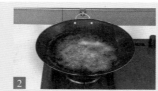

2 烧一锅沸水。

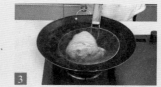

3 将猪肘放入锅中，煮到肘皮发胀，捞出来。

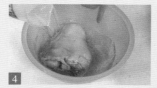

4 把猪肘放入盆中，注入适量清水。

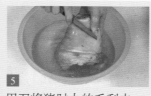

5 用刀将猪肘上的毛刮去。

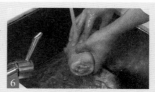

6 最后将猪肘用清水冲洗干净，沥干水即可。

◎汆烫清洗法

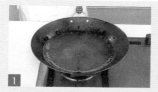

1 锅中注入适量清水，烧至沸腾。

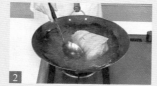

2 放入猪肘。

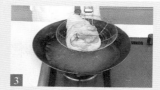

3 汆去血水后捞出猪肘。

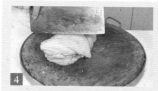

4 用刀将猪肘表皮刮干净。

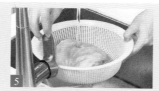

5 用清水冲洗干净，再次用刀将表皮的杂质刮干净。

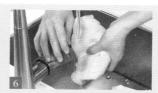

6 将猪肘放在流动水下冲洗干净，沥干水分即可。

猪肘切法

◎猪肘由于体积比较大，难以切开，但为了更入味，一般都是采取切块的方式。

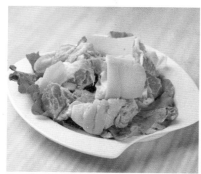

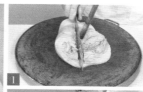

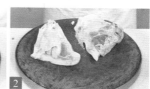

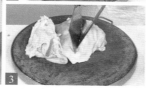

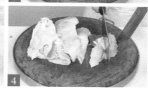

①将猪肘放在砧板上，压紧，用直刀法改刀。
②将猪肘对半切开。
③再将猪肘分成四等份。
④将猪肘切成条状，改刀，将肘条切成块状。

猪蹄

Trotters

● 食用量 ●
每次150克

『猪蹄简介』　猪蹄肉是指猪的脚部和小腿的部位，又称为猪肘子、元蹄。猪蹄分前后两种，前猪蹄肉多骨少，较直；后猪蹄肉少骨多，较弯。

『营养成分』　含较多的脂肪和糖类，并含有维生素A、维生素E及钙、磷、铁等。

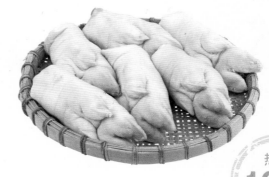

热量
1036
千焦/100克

『别名』
猪脚、猪手、猪爪

『性味归经』
性平，味甘、咸，
入脾、胃经

认识猪蹄

食材功效

❶猪蹄的肉和猪皮中含有大量的胶原蛋白质，它在烹调过程中可转化成明胶，能增强细胞生理代谢，使细胞得到滋润，防止皮肤过早褶皱，延缓皮肤衰老。

❷猪蹄具有补虚弱、填肾精等功效，对延缓衰老和促进儿童生长发育具有特殊的作用，对老年人神经衰弱等有良好的改善作用，是老人、女性和失血者的食疗佳品。

一般人都适宜，尤其适宜血虚、老年体弱、产后缺奶、四肢软弱无力、痈疽疮毒久溃不愈者，但不适宜动脉硬化、高血压患者。

❶猪蹄若作为通乳食疗，应少放盐，不放味精。

❷购买猪蹄时可以请摊主切成块，这样回家容易炖熟，而且也省力气。

❸猪蹄有丰富的胶质，容易粘锅，煮的时候一定要注意翻动。

❹猪蹄炸过再烧，皮比较筋道且不油腻，但要马上冲冷水才能达到所要的效果。

『香辣蹄花』

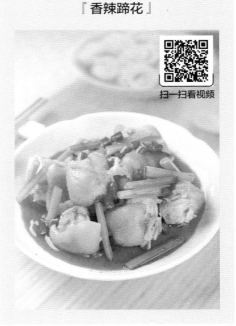

扫一扫看视频

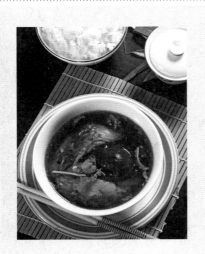

实 用 小 偏 方

猪前蹄1只，通草9克，同水煮汤，猪蹄熟后，取汤饮用。1日1剂，连服3～5天，可补气血、增乳汁、通乳液，用于产后乳少的治疗。

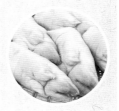

猪蹄选购

◎根据以下几点可判断出其品质优劣。

❶**观外形**：选购猪蹄时，要求其肉皮无残毛及毛根。

❷**看颜色**：猪蹄肉皮色泽白亮并且富有光泽，肉色泽红润，肉质略透明。

❸**闻气味**：好猪蹄有猪肉特有的气味。

猪蹄储存

◎保存猪蹄，可采用以下方法：

❶**短期冰箱冷冻法**：制作成菜后直接用保鲜膜包好，放冰箱内冷冻即可。

❷**长期冰箱冷冻法**：生猪蹄如果需要长期保存，可剁成两半，涂抹上黄油，用保鲜膜包裹起来冷冻即可。

猪蹄清洗

◎猪蹄表面油腻，不易清洗猪蹄，推荐下面的两种清洗方法：

❶**燎刮清洗法**：用火钳夹着猪蹄放在明火上烧，并不断转动，以便整只猪蹄的毛都能被火烧掉，然后将其放在案板上，刮掉猪蹄表皮的黑色糊皮，再用清水洗净即可。

❷**水煮法**：用清水将猪蹄洗净，用开水煮到皮发胀，取出，将毛拔除，略为冲洗即可。

猪蹄切法

◎猪蹄和猪肘一样，一般大家都是采取斩块的方式：

◎**斩块**

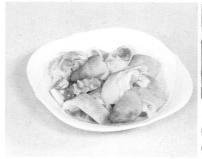 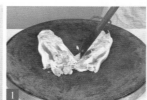 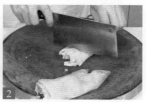

①猪蹄中间切一刀，斩成两半。
②将猪蹄砍成块状。

猪脑

Pig brain

● 食用量 ●
每次约60克

『猪脑简介』 民间有吃脑补脑之说，食用猪脑有很好的健脑功效，一般人群都可少量食用。但由于猪脑中含大量的胆固醇，为所有食物中胆固醇含量最高者，食用要谨慎。

『营养成分』 猪脑含有钙、磷、铁等元素，另含维生素B_1、维生素B_2、烟酸、维生素C等。

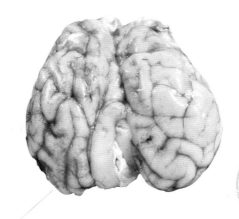

热量
524
千焦/100克

认识猪脑

食 材 功 效

❶猪脑不仅肉质细腻，鲜嫩可口，而且钙、磷、铁含量比猪肉多。民间有"吃脑补脑"之说，食用之有很好的健脑功效。

❷中医认为，猪脑性寒，味甘，经常适量食用，能起到益虚劳、补骨髓的作用。

『别名』
猪脑髓

『性味归经』
性寒，味甘，归心、脑、肝、肾经

一般人群都可少量食用，尤其适宜体虚、神经衰弱、头晕、老人头晕目眩耳鸣者食用，也适宜脑震荡后遗症、健忘者食用。但高胆固醇血症及冠心病患者忌食。

❶猪脑蒸、炖均可，都十分美味。
❷猪脑肉质较嫩易碎，卤制时最好放在漏勺内。

『 天麻炖猪脑汤 』

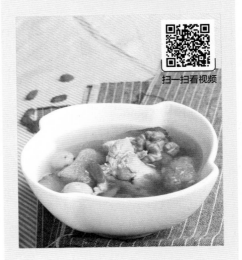

扫一扫看视频

实 用 小 偏 方

❶小麦红枣猪脑汤，对于头晕目眩、失眠多汗症状有很好的食疗效果。
❷天麻、猪脑煮粥，对腰酸膝软、形瘦神萎、失眠健忘症状有改善作用。
❸猪脑50克，加入蜂蜜一匙，蒸熟吃，一日1次，连吃5～10天，可改善神经衰弱症状。
❹龙眼肉30克，猪脑1副，炖熟加冰糖服用，可缓解失眠症状。

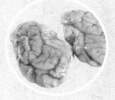

猪脑选购

◎猪脑营养价值高，挑选新鲜的猪脑可以从外形、颜色、气味、软硬等方面判定其质量的优劣。

❶**观外形**：正常、新鲜的猪脑脑髓膜无破裂外流，脑膜上的血管脉络清晰，无出血点或出血斑。

❷**看颜色**：一般正常的猪脑颜色为肉红色。

❸**闻气味**：闻其是否有猪脑特有的腥味，不能有腐臭味。

猪脑储存

◎猪脑最好不要放置过久再食用，应现买现做。如果一次吃不完，可采用以下方法进行保存：

❶**冰箱冷冻法**：将猪脑放入保鲜袋里，再放进冰箱冷冻室里，冻结成板块，可以储存较长时间。

❷**食用油储存法**：在猪脑的表面均匀地涂一层食用油，然后放入冰箱内，这样保存的猪脑再次食用时还能保持原来的鲜嫩。

猪脑清洗

◎猪脑不易清洗，推荐下面两种实用的清洗方法：

❶**牙签挑除法**：将新鲜的猪脑放入碗中，倒上开水，淹没猪脑，然后浸泡1分钟。1分钟后，用1根牙签在猪脑上挑破一点膜，你会发现表面的红筋都连在一起，形成一张膜。左手拎起膜，右手用牙签轻轻挑，就可以非常轻松地将整张膜分离开来，连褶皱中的红筋一并带出来，最后再用清水清洗干净即可。

❷**手抓法**：猪脑表面血筋密布如网，摘除起来很费事。可将买回的鲜猪脑浸入冷水中，20~30分钟（季节不同，冷水温度不同，浸泡时间也不同），待血筋网络脱离猪脑表面后，只需用手指抓几把，即可将血筋清除。

猪尾

Pigtail

● 食用量 ●
每次约50克

『别名』
皮打皮、节节香

『性味归经』
性平，味甘，
归脾、肾经

『猪尾简介』 猪尾由皮质和骨节组成，皮多，胶质重，多用于烧、卤、酱、凉拌等烹调方式，是不错的烹饪材料。猪尾有补腰力、益骨髓的功效。

『营养成分』 猪尾含有较多的蛋白质，还含有糖类、维生素和矿物质等。

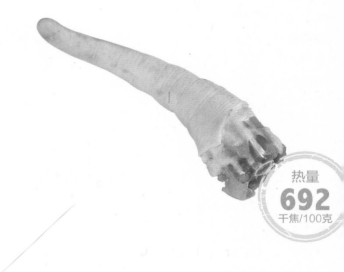

热量
692
千焦/100克

认识猪尾

食材功效

❶猪尾巴含丰富的胶原蛋白，对女性丰胸、美白有着良好效果。

❷发育中的青少年食用猪尾，可促进骨骼发育；中老年人食用，则可延缓骨质老化、早衰。

❸猪尾有补腰力、益骨髓的功效，可改善腰酸背痛，预防骨质疏松。

适合人群

一般人都可食用，尤其适宜腰酸背痛、骨质疏松者及青少年、中老年人食用。

烹饪指南

❶猪尾中富有胶质，一般用于酱制和清炖。

❷尾椎旁的排骨肉，因为附带的肉质较少且骨头粗大，因此拿来熬成猪骨汤最适合。

❸可放些素菜，如葛根、木瓜、莲藕等，与猪尾巴一同烹制，既减去肥腻感又增加鲜甜味。

美味菜肴

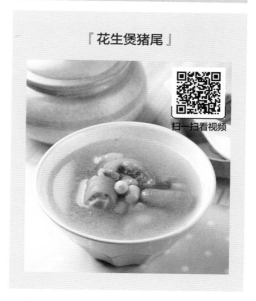

『花生煲猪尾』

扫一扫看视频

猪尾选购

◎买猪尾时，根据外观、颜色、气味、软硬等可以判断出其品质优劣。

❶观外形：应选购尾巴较粗长的，这种猪尾巴胶质较丰富。

❷看颜色：应尽量买接近肉色的。

❸闻气味：用鼻子闻一下，新鲜的猪尾巴有猪肉的味道。

猪尾储存

◎猪尾先用水洗净，然后分割成小块，分别装入不同的保鲜袋，再放入冰箱冷冻层保存。

猪尾清洗

◎猪尾细长，不易清洗，推荐下面两种清洗方法：

❶水煮法：先将猪尾巴洗干净，放在开水中煮5分钟，发胀后捞出，将残留的猪毛用镊子拔干净，再冲洗干净即可。

❷燎刮清洗法：猪尾用火钳夹着放在明火上烧，并不断转动，以便猪尾的毛都能被火烧掉，但火燎的时间不宜过长。然后将其放在案板上，用丝瓜瓤轻轻刮掉猪尾表皮的黑色糊皮，用清水将猪尾冲洗干净。

猪皮

Pigskin

食用量 ●
每次约40克

『猪皮简介』 猪皮是一种蛋白质含量很高的肉制品原料。它营养价值高，其中蛋白质含量是猪肉的2.5倍，糖类的含量是猪肉的4倍，而脂肪含量却只有猪肉的1/2。

『营养成分』 含蛋白质、糖类、维生素、矿物质等。

热量
1452
千焦/100克

『别名』
猪肤

『性味归经』
性凉，味甘，
入足少阴经

认识猪皮

食材功效

❶猪皮中含有大量的胶原蛋白质，它在烹调过程中可转化成明胶，能加快细胞生理代谢，防止皮肤过早褶皱，延缓皮肤的衰老。

❷猪皮中蛋白质、脂肪、糖类含量均十分丰富，可补充营养，提高机体免疫力。

❸中医认为，猪肤味甘性凉，有活血止血、补益精

血、滋润肌肤、光泽头发的功效。

适合人群

一般人群均可食用，尤其适宜阴虚、心烦、咽痛者食用，也适宜妇女血枯、月经不调时食用，以及血友病人出血者食用。但外感咽痛者忌食，患有肝病疾病、动脉硬化、高血压病的患者应少食或不食为好。

烹饪指南

❶在烹饪猪皮的时候，一定要先将猪皮上面的毛弄干净。
❷肉皮晾干后，经油炸，再通过合理的烹调，即可做成可口的美味佳肴。

『黄豆花生焖猪皮』

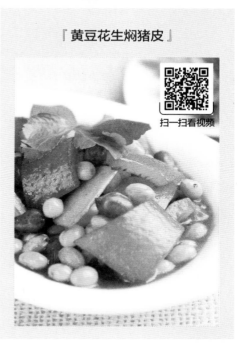

扫一扫看视频

生活妙招

猪皮在清水里煮上一个小时，放凉，就会成猪皮冻，可以拿来按摩脸，如果太黏手了就把手打湿再按摩，有美白皮肤的作用。

实用小偏方

❶猪皮、香葱各 95 克，同剁烂，稍加食盐，蒸熟后1次吃完，连吃3天，对疲劳过度和上火引起的耳鸣、耳聋症状有效。
❷猪皮与海带、燕麦同煮粥，可以降糖利尿、美白、养胃。

猪皮选购

◎买猪皮时，根据外观、颜色和气味可以判断出其品质优劣。

❶观外形：猪皮去毛要彻底，无残留毛及毛根，无皮下组织，要求去脂干净，否则不宜选购。

❷看颜色：猪皮色泽白亮且富有光泽，这样的猪皮比较优质。

❸闻气味：品质好的猪皮，具备正常的猪肉香味。

猪皮储存

◎新鲜的猪皮购买后不宜长时间保存，最好1～2天内制作菜肴食用。如果需要长时间保存，需要把猪皮刮洗干净，切成条块，放清水锅内煮几分钟，捞出用冷水过凉，沥干水分，用保鲜袋包裹成小包装袋，放冰箱冷冻室内冷冻保存即可。

猪皮清洗

◎猪皮油腻光滑，沾上脏物不易清洗，推荐一种实用的方法：

◎食盐清洗法

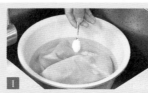

1 往盆里加水，放入猪皮，加盐搅匀，浸泡15分钟。

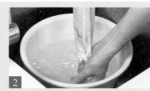

2 用手揉搓清洗猪皮。

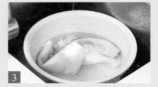

3 换一盆清水，放入猪皮，加盐，再浸泡10分钟。

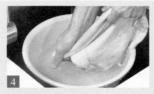

4 用手搓洗猪皮。

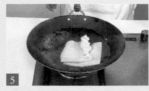

5 将猪皮放进锅里的沸水中煮一下。

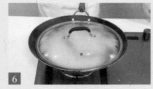

6 盖盖，煮到猪皮翻卷即可。

◎猪皮的切法，常见的有切块、小三角块、条、粒等。

◎切块

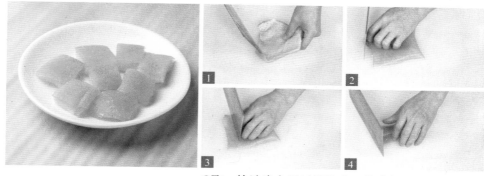

①取一块洗净汆烫过的猪皮，修成整齐的形状。
②将猪皮边上不整齐的角切掉。
③把猪皮切成均匀的宽条。
④猪皮条摆放整齐，垂直切成方块即可。

◎切小三角块

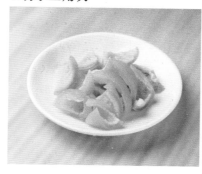

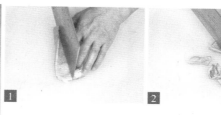

①取一块洗净汆烫过的猪皮，切成均匀的宽条。
②将宽条上多余的肉切掉，把宽条从一端斜切成同样大小的小三角块即可。

猪血

Pig blood

● 食用量 ●
每次约50克

『猪血简介』 猪血,又称液体肉、血豆腐和血花等,性平、味咸,是最理想的补血佳品。

『营养成分』 猪血富含蛋白质以及维生素C、维生素B_2、铁、磷、钙、烟酸等成分。

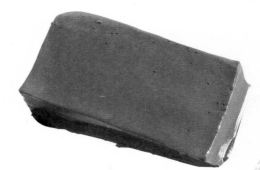

热量
220
千焦/100克

『别名』

猪红、血豆腐、血花

『性味归经』

性平,味咸,
归心、肝经

认识猪血

食材功效

❶吃猪血有利于清肠通便。猪血中的血浆蛋白被人体内的胃酸分解后,会产生一种解毒、清肠的分解物,能够与侵入人体内的粉尘、有害金属微粒发生化合反应,易于毒素排出体外。

❷猪血富含铁,对贫血而面色苍白者有改善作用,是排毒养颜的理想食物。

一般人群均可食用，尤其适宜贫血患者、老人、妇女，以及从事粉尘、纺织、环卫、采掘等工作的人食用，也适宜血虚、头风、眩晕者食用。高胆固醇血症、肝病、高血压、冠心病患者应少食，处于上消化道出血阶段者忌食。

❶买回猪血后要注意不要让凝块破碎。除去少数粘附着的猪毛及杂质，放开水里一汆，可切块炒、烧或做汤。

❷烹调猪血时最好是用辣椒、葱、姜等佐料，用以压味。炒的时候一定要用猛火，加以少许料酒去腥。

『黄豆芽猪血汤』

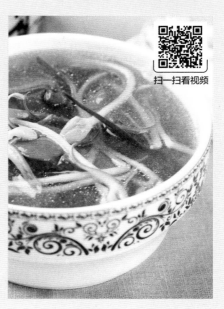

扫一扫看视频

实 用 小 偏 方

❶猪血和菠菜搭配在一起食用，特别适合中老年便秘患者食用。

❷将大米和猪血一起煮成粥，待熟时加入葱花和盐调匀，趁热服用，每日一次，对乳腺癌有很好的辅助治疗作用。

❸猪血和猪板油煮熟服食，可缓解老年皮肤瘙痒症状。

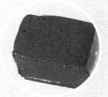

猪血选购

◎选购猪血，可以从外观、颜色、气味等方面判定其品质的优劣。

❶**观外形**：猪血切开后，如果切面光滑平整，看不到有气孔，说明有假，如果切面粗糙，有小孔说明是真猪血。

❷**看颜色**：假猪血由于掺了色素或血红，颜色鲜艳，真猪血颜色呈深红色。

❸**闻气味**：真正的猪血，有股淡淡的腥味，如果闻不到一点腥味，就可能是假的。

猪血储存

◎猪血在常温下存放过久，会受到微生物的污染而产生各种变化，以致腐败。为防止其变质，可采用以下方法来保存：

❶**冰箱冷藏法**：猪血用保鲜盒装好，置于冰箱冷藏区可短期储存，一般可保存两天。

❷**容器保存法**：将猪血装在塑料袋里，放在装有凉水或淡盐水的盆里，水最好能没过猪血，但最多只能存放一天。

猪血清洗

◎猪血易碎，不容易清洗，按照下面这种清洗方法可保证猪血不易碎：

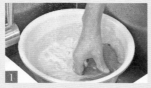 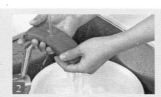 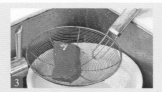

将猪血放在清水里泡一下，用手翻洗。

再用流水轻轻地冲洗。

用漏勺将猪血捞出，沥干水即可。

猪血切法

◎猪血改刀后既便于烹饪入味，又便于夹取食用，而且好的造型还能增加食欲。猪血的切法主要有切块、条等。

◎切块

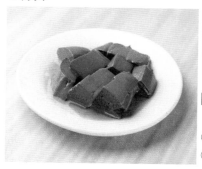

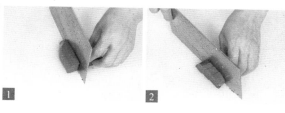

①取一块洗净的猪血，从一边开始切均匀的大块。
②将猪血块摆放整齐，切成同样大小的块状即可。

◎切条

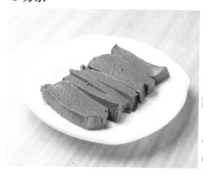

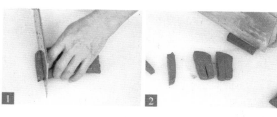

①取一块洗净的猪血，沿着一端垂直切块。
②将整块猪血都切成均匀的长块，再将猪血长块切成均匀的条状即可。

猪耳

Pig ear

● 食用量 ●
每次50克

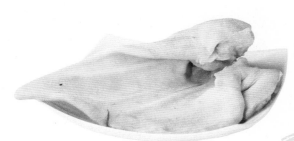

『猪耳简介』 猪耳朵富含胶质，营养丰富，口感非常好，尤其是当凉菜吃的"卤猪耳"，吃到嘴里是又柔韧又脆，味道鲜香不腻，令人久久回味。

『营养成分』 含有蛋白质、脂肪、糖类、维生素及钙、磷、铁等矿物质。

热量
704
千焦/100克

『别名』
顺风、猪顺风

『性味归经』
性平，味甘、咸

认识猪耳

食材功效

❶猪耳又韧又脆，味道鲜香不腻，口感非常好，且富含胶质，能开胃。
❷经常食用猪耳，可以补虚损、健脾胃，适宜身体瘦弱的人食用。
❸经常食用猪耳朵也有益于美容养颜。

一般人群均可食用，尤其适合气血虚损、身体瘦弱者食用。

❶猪耳朵一般采取红烧、凉拌、卤制等吃法，也有采用扒烤或镶馅料烹调的方式。在中国，猪耳常添加各种辛香料调理。

❷卤猪耳以卤至七成烂为度，柔韧且具脆性。

『葱香猪耳朵』

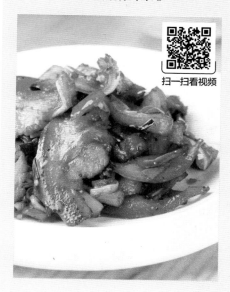

扫一扫看视频

❶用响铃草30克，猪耳朵1对，加水共炖烂，去药渣，加食盐少许，分2次服用，用于治疗气虚性耳鸣症。

❷猪耳4只，八角5粒，一同熬煮，捞出，用油腌制半小时，服食。本方具有健脾胃的功效，适于气血虚损、身体瘦弱者食用。

❸取猪耳1只，黑大豆100克，白背黑木耳4克，木通3克。先将猪耳洗净切片，与3味药一起放入砂锅内，加盐、水适量，煮至烂，吃豆、木耳和猪耳，饮汤，每日2次。10个猪耳为1个疗程，一般1个疗程见效，以后每月再服1～2次巩固疗效。可治老年耳鸣、耳聋。

◎猪耳味道鲜美，挑选猪耳可以从外形和软硬程度两个方面来判定其质量的优劣：

❶**看外形**：先看其皮色是否有光泽，一般新鲜的猪耳朵外皮色泽白亮且富有光泽，残留较少猪毛，质地较紧密。

❷**摸软硬**：好的猪耳朵表面微干或略显湿润且不黏手，按下去能感觉到有弹性。

◎为防止猪耳的变质，为了更好地保存，可采用以下方法：

❶**冰箱冷藏法**：炒后不宜长时间保存，可用保鲜袋包裹好放冰箱冷藏室内，能保存1天左右。

❷**冰箱冷冻法**：如需长时间保存，可洗净沥水后用保鲜膜包裹后冷冻保存。

❸**食盐储存法**：夏天可将猪耳切片过水，抹盐存于密封器皿中置于阴凉处。

◎猪耳表面油腻，容易沾上脏物，推荐一种实用的清洗方法：

◎盐醋清洗法

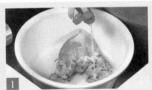

1 取猪耳一只放入盆中，加入适量老陈醋。

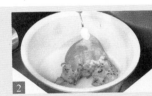

2 再加入适量食盐。

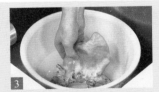

3 将猪耳表面都均匀地沾上陈醋和食盐。

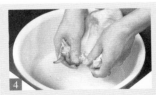

4 用手反复搓洗猪耳。

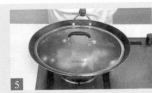

5 将猪耳冲洗干净，放入沸水锅中，煮8分钟。

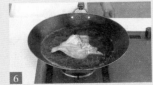

6 撇去浮沫，再把猪耳捞出，洗净，沥干水即可。

◎猪耳改刀后既便于烹饪入味，又便于夹取食用，而且好的造型还能增加食欲。猪耳的切法主要有切片、条、丝等。

◎切丝

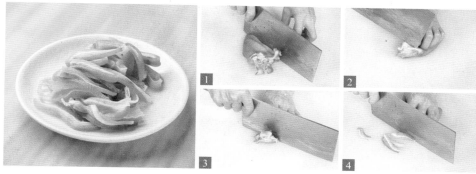

①取洗净的猪耳一只，从中间切开，一分为二。
②取其中一块猪耳，开始修整不规整的一端。
③可以将不规整的一端的肉切掉，修理整齐，将猪耳的另一端也切整齐。
④用直刀法开始切丝即可。

◎切条

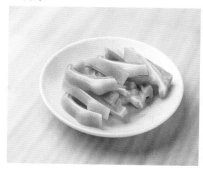

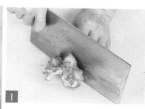

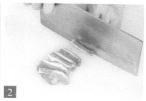

①取洗净的猪耳一个，将不规整的一端切整齐。
②从一端开始切条，把猪耳切成均匀的条状即可。

猪舌

Pig tongue

● 食用量 ●
每次约50克

『猪舌简介』 猪舌肉质坚实，无骨，无筋膜、韧带，熟后无纤维质感。不论酱、烧、烩、卤、熏，猪舌都是味道独特、不油腻的美味佳肴。

『营养成分』 含有丰富的蛋白质以及维生素A、烟酸、烟酸、铁、硒等营养元素。

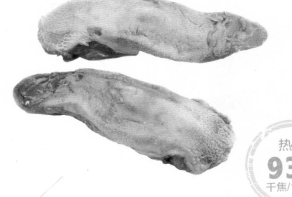

热量
932
千焦/100克

『别名』
口条、猪舌头

『性味归经』
性平，味甘、咸，
入肺、大肠经

认识猪舌

食材功效

中医认为，猪舌性平味甘、咸，有滋阴润燥的功效。

适合人群

一般人都可食用，但胆固醇偏高的人不宜食用。

❶猪舌可用于酱、烧、烩,如酱猪舌、红烧舌片等。

❷在夏季,凉拌猪舌也是一道不错的开胃佳肴。

将猪舌和淡菜放入冷开水中,然后隔水炖,先用大火炖至汤开,然后改小火慢炖,3小时后取出,加盐调味,服用,对口腔溃疡、口舌生疮等疾病有很好的治疗作用。

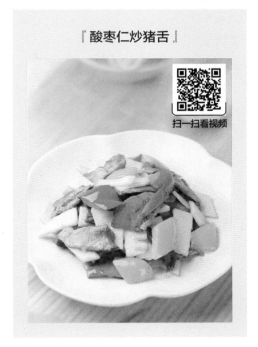

『酸枣仁炒猪舌』

扫一扫看视频

猪舌选购

◎新鲜猪舌头灰白色包膜平滑,无异块和肿块,舌体柔软有弹性,无异味。变质猪舌头呈灰绿色,表面发黏,无弹性,有臭味。挑选猪舌时,摸上去手感要稍软,不要有断裂。

猪舌储存

◎建议先下锅煮沸几分钟,捞出来沥干水,放凉之后用保鲜膜密封,放入冰箱冷冻室储存。

猪舌清洗

◎猪舌表面油腻，容易沾上脏物，以下推荐一种实用的清洗方法：

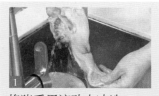
1 将猪舌用流动水冲洗。

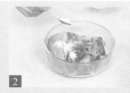
2 将猪舌放入碗中，加入少许盐。

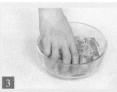
3 用手将猪舌混合盐，抓洗一会儿。

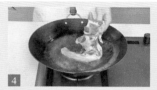
4 猪舌放入沸水锅中，余烫几分钟。

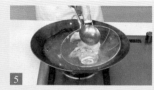
5 待猪舌表面紧缩后，捞出猪舌。

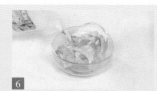
6 把猪舌放入大碗中，倒入凉水浸泡几分钟。

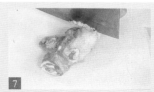
7 捞出猪舌，用刀将表面的白膜刮干净。

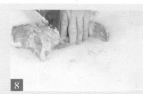
8 去除猪舌的脂肪。

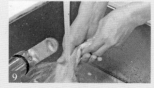
9 用清水冲洗干净，沥干水分即可。

◎猪舌改刀后既便于烹饪入味，又便于夹取食用，而且好的造型还能增加食欲。猪舌的切法主要有切片、条、丝、丁等。

◎切片

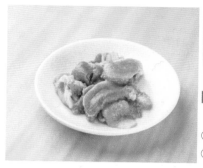

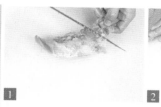

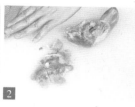

①取洗净的猪舌一个，切除多余的部分。
②从一端开始切片，把余下的切成同样的片即可。

◎切丁

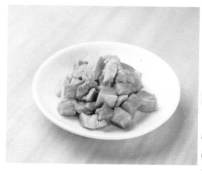

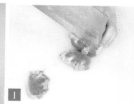

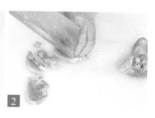

①取洗净的猪舌一个，切成厚片。
②将切成厚片的猪舌切成条状，再将条状猪舌放整齐，切成丁即可。

猪肚

Pork belly

● 食用量 ●
每次约50克

『猪肚简介』 猪肚是猪的胃袋，而非猪的肚腩，在以往是宴客的高级食材，虽然近年来已经很普遍，但宴客时仍不失为一种佳品。

『营养成分』 含有蛋白质、脂肪、糖类、维生素及钙、磷、铁等矿物质。

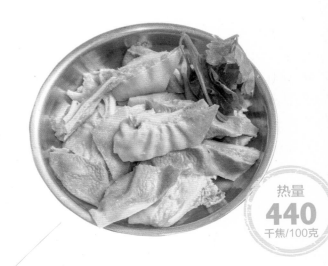

热量
440
千焦/100克

『别名』
猪胃

『性味归经』
性微温，味甘，
归脾、胃经

认识猪肚

食 材 功 效

❶中医认为，猪肚可以补虚损、健脾胃，用于虚劳羸弱、泻泄、下痢、消渴、小便频数、小儿疳积等症的食疗。

❷猪肚主要含有蛋白质和消化食物的各种消化酶，胆固醇含量较少，故具有补中益气、消食化积的功效。

一般人群都可食用，尤其适宜虚劳瘦弱、食欲不振、泄泻下痢、中气不足、气虚下陷、男子遗精、女子带下、小儿疳积者食用。

烹饪指南

❶猪肚适于爆、烧、拌和做什锦火锅的原料。

❷猪肚烧熟后，切成长条或长块，放在碗里，加点汤水，放进锅里蒸，猪肚会涨厚一倍，又嫩又好吃。但注意不能先放盐，否则猪肚就会紧缩。

美味菜肴

『 凉拌猪肚丝 』

扫一扫看视频

猪肚选购

◎买猪肚时，根据外形、颜色、气味可以判断出其品质优劣。

❶观外形：猪肚应看胃壁和胃的底部有无出血块或坏死的发紫发黑组织，如果有较大的出血面就是病猪肚。

❷看颜色：挑选猪肚应看色泽是否正常。新鲜的猪肚富有弹性和光泽，白色中略带浅黄色，黏液多，质地坚而厚实。

猪肚储存

◎猪肚的储存可采用以下方法：

❶冰箱冷藏法：直接在猪肚内外抹盐，放冰箱冷藏区，可以保存一个星期。

❷冰箱冷冻法：长期保存猪肚，需将其洗净过水，沥干切块后装袋冷冻保存。

猪肚清洗

◎猪肚一旦沾上了脏东西，用水冲洗是油腻腻的，反而会越洗越脏，推荐以下几种实用方法：

◎白醋生粉清洗法

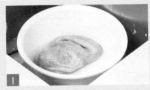

1 将猪肚放在盆里。

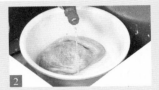

2 加入适量的白醋。

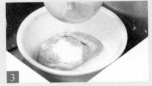

3 再加适量生粉。

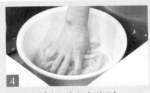

4 用手揉搓、抓洗猪肚。

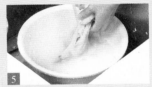

5 将猪肚内翻外，在白醋和生粉中清洗后，冲洗干净。

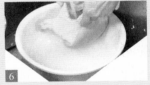

6 将猪肚内外冲洗干净，沥干水分备用即可。

◎碱水清洗法

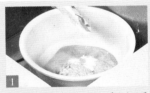

1 将猪肚放在盆里，加入适量的碱，加水，搅匀。

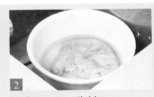

2 浸泡15～20分钟。

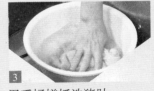

3 用手揉搓抓洗猪肚。

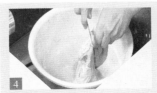

4 用小刀在猪肚的内膜处轻轻切一刀。

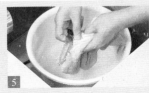

5 将猪肚的内膜刮除干净。

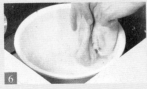

6 猪肚用清水冲洗干净，沥干水即可。

◎食用油清洗法

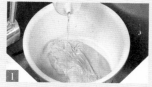

1 将猪肚放进盆里，加入适量食用油。

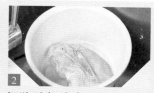

2 把猪肚都沾上食用油，浸泡15~20分钟。

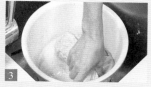

3 用手揉搓清洗猪肚。

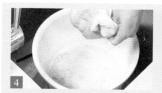

4 将猪肚内翻外，沾上食用油揉搓清洗。

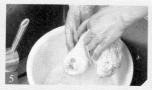

5 将猪肚放在流水下，冲洗内部。

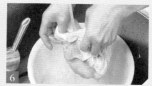

6 将猪肚内外冲洗干净，沥干水分即可。

◎盐生粉清洗法

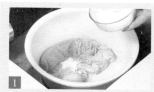

1 将猪肚放在盆里，加入适量食盐。

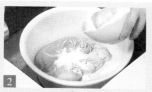

2 再加入适量生粉，注入适量的清水，浸泡15分钟。

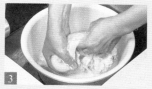

3 开始揉搓清洗猪肚。

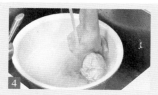

4 再将猪肚放在流水下冲洗干净。

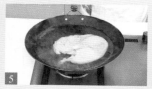

5 将猪肚放在锅里的沸水中，余烫一下。

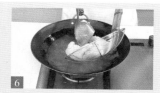

6 用漏筛将猪肚从锅里捞出来，沥水备用即可。

猪肚切法

◎猪肚改刀后既便于烹饪入味，又便于夹取食用，而且好的造型还能增加食欲。猪肚的切法主要有切肚花、切片、切丝等。

◎切肚花

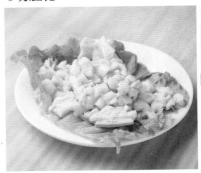

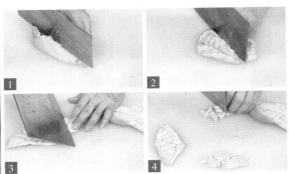

①取一块洗净的猪肚，用刀切开。
②将猪肚从中间切开成两半。
③取其中一块猪肚，在猪肚的一端开始切斜刀连片。在猪肚上连刀切数次，最后一刀切断。
④调整角度，切连刀片，再切肚花即可。

◎切丝

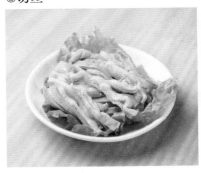

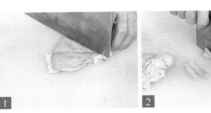

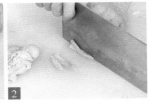

①取一块洗净切开了的猪肚，从中间切成两半。
②取其中的一半猪肚切丝，将猪肚都切成同样的丝即可。

猪心

Pig heart

● 食用量 ●

每次70克

『别名』

无

『性味归经』

性平，味甘、咸，
归心经

『猪心简介』　猪心为猪的心脏，是补益食品。许多心脏疾患与心肌的活动力正常与否有着密切的关系，而食用猪心可以增强心肌营养，有利于功能性或神经性心脏疾病的痊愈。

『营养成分』　含有蛋白质，脂肪，钙、磷、铁，维生素B_1、维生素B_2、维生素C、烟酸等。

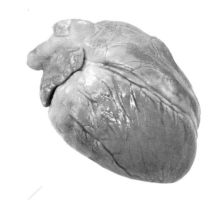

热量
476
千焦/100克

认识猪心

食材功效

❶猪心可以增强心肌营养，有利于功能性或神经性心脏疾病的痊愈。

❷猪心是补充心肌营养的佳品，对加强心肌营养，增强心肌收缩力有很大的作用。

❸猪心的安神定惊、养心补血功效也非常突出，对惊悸、失眠有较好的食疗效果，可和西洋菜一起煲汤喝。

一般人都适宜，尤其适宜心虚多汗、自汗、惊悸恍惚、怔忡、失眠多梦之人，精神分裂症、癫痫、癔病患者也可食用。但猪心胆固醇含量偏高，高胆固醇血症者应忌食。

将猪心放在面粉中滚一下，放置1小时后清洗，再烹炒，其味美纯正。

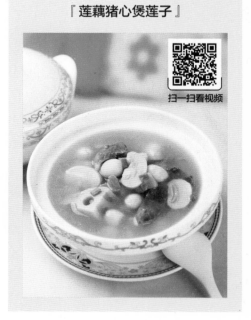

『 莲藕猪心煲莲子 』

扫一扫看视频

❶猪心和当归一起煮汤，此汤具有抑制悸动、补血净血的作用。

❷猪心与芹菜炒食，可以养心。

❸新鲜猪心1个，香叶子树根皮20克，春木香25克。将上两味药放入猪心内，然后将猪心放入陶罐内盖好，隔水蒸1个小时，趁热吃肉喝汤。每天1个猪心，连服7天即愈。平时可饮富硒胶股蓝茶巩固疗效。本方可缓解心慌胸闷症状。

猪心选购

◎买猪心时，根据颜色和软硬程度可以判断其品质优劣。

新鲜的猪心呈淡红色，脂肪呈乳白色或微红色，摸上去也能感到很有弹性，且质地坚硬，切面处看去很整洁，挤压一下会有鲜红色的血液渗出来。

猪心储存

◎猪心的储存可采用以下方法：

❶**短期冰箱冷冻法**：直接装入保鲜袋存放于冰箱冷冻室，保质期为7天。

❷**长期冰箱冷冻法**：如需长时间保存，可把猪心洗净切片，料酒调味后装袋冷冻保存，使用时再取出猪心即可。

猪心清洗

◎猪心价值高，为了彻底清洗干净，可采取以下的两种清洗方法进行清洗：

◎面粉清洗法

猪心切成若干等份。

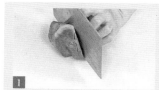
将猪心放入盆中，加水浸泡10分钟。

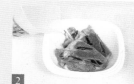
沥干水分后，加入适量的面粉。

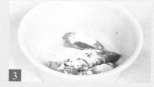
用手反复搓洗猪心。

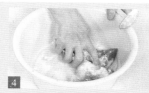
边揉搓边加面粉。

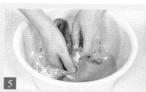
用清水漂洗干净，沥干水分即可。

◎汆烫清洗法

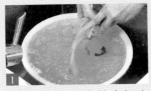

将猪心剖开，去掉内部瘀血，在流水下冲洗干净。

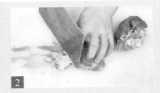

将包覆在猪心最外面的一层保护膜切除。

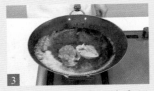

将猪心放在沸水锅中汆烫一下，捞出沥干即可。

猪心切法

◎猪心改刀后既便于烹饪入味，又便于夹取食用，而且好的造型还能增加食欲。猪心的切法主要有切十字刀、块、片、条、丁等。

◎切块

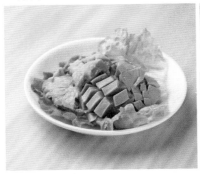

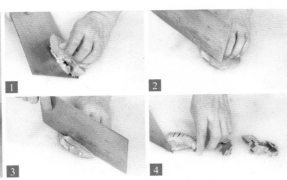

①取一块洗净的猪心，将猪心片成厚片。
②取其中的一个厚片，在上面切一字刀，不切断。
③在厚片上依次切上一字刀，旋转90°，在猪心上斜切一刀，即成十字刀。
④将切好十字刀的猪心切成小块即可。

◎切片

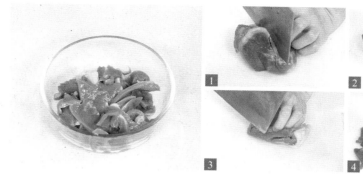
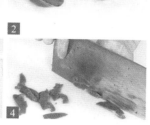

①将猪心对半切开。
②再对半切，将猪心切成四等份。
③将猪心表面的油层部分切除。
④用直刀法切猪心，再将猪心切成薄片。

◎切条

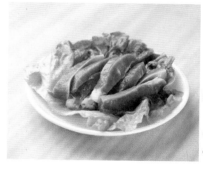
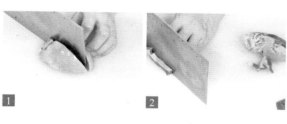

①取一半洗净的猪心，从中间切开成两半。
②取其中一半，将猪心片成厚片，再把厚片切成条即可。

◎切丁

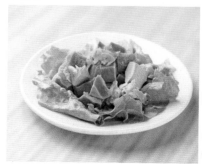
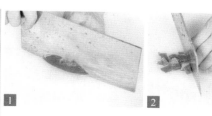

①取一块洗净的猪心，沿着一端切条。
②将猪心切成均匀的条，将肉条摆在一起，切成同样大小的方丁状即可。

猪大肠

Pig intestine

『猪大肠简介』 猪大肠是用于输送和消化食物的，有很强的韧性，没有猪肚厚，还有适量的脂肪。

『营养成分』 含有蛋白质、脂肪，以及维生素A、钠、磷、钾、硒、钙、镁等。

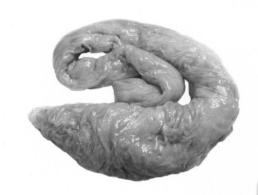

热量
768
千焦/100克

『别名』
肥肠

『性味归经』
性寒，味甘

认识猪大肠

食材功效

❶猪大肠有润燥、补虚、止渴止血之功效，可用于辅助治疗虚弱口渴、便秘等症。

❷猪大肠性寒，味甘，有润肠、祛下焦风热、止小便数的作用。

❸经常食用猪大肠也有益于增强免疫力。

一般人都可食用，适宜大肠病变，如痔疮、便血、脱肛者食用，也适宜小便频多者食用。

猪大肠适合烧、烩、卤、炸等，都很美味。

升麻、黑芝麻装入洗净的猪大肠内，两头扎紧，放入砂锅内，加葱、姜、盐、黄酒、清水，小火炖3小时。作用是升提中气、补虚润肠。

『干煸肥肠』

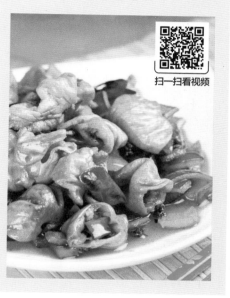

扫一扫看视频

猪大肠选购

◎质量好的猪大肠，颜色呈白色，黏液多，异味轻。色泽稍暗，有青有白，黏液少，异味重的质量不好。

猪大肠储存

◎将猪大肠处理干净后，用保鲜膜包好，放入冰箱冷藏，食用前取出，自然解冻即可。

猪大肠清洗

◎猪大肠表面松弛，不易清洗，可以采取以下几种实用的清洗方法：

◎淘米水清洗法

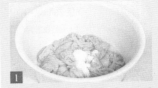

1 猪大肠放入盆中，加入适量的盐。

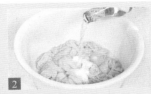

2 再倒入白醋。

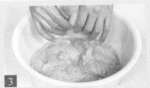

3 搅拌后浸泡几分钟。

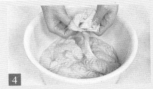

4 将猪大肠翻卷过来，洗去脏物。

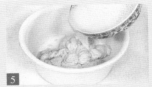

5 捞出，放入干净盆中，倒入淘米水泡一会儿。

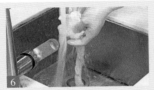

6 将猪大肠放在流动水下搓洗两遍即可。

◎明矾酸菜水清洗法

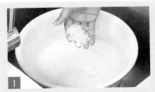

1 往洗菜盆里加半盆水，加入一小撮明矾，搅匀。

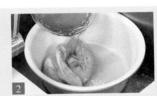

2 将猪肠放在盆里，加入酸菜水，浸泡15~20分钟。

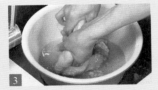

3 用手揉搓清洗猪肠。

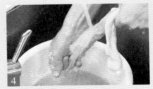

4 把猪肠捞起，放在流水下冲洗。

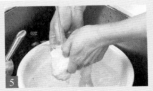

5 将猪肠的内部翻出来，在流水下冲洗。

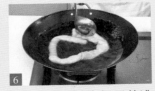

6 冲洗后猪肠放在锅里的沸水中，余烫一下即可。

◎香葱清洗法

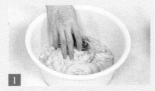

1 猪大肠放入盆中，放入洗净的葱结。

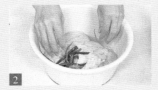

2 将葱和大肠一起揉搓，直至大肠无滑腻感。

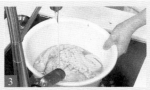

3 将搓洗过的大肠放在水龙头下反复冲洗。

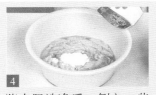

4 猪大肠洗净后，倒入一些淀粉。

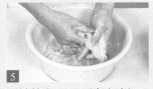

5 搅拌均匀后，反复揉搓。

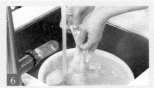

6 再用清水冲洗干净，沥干即可。

◎可乐清洗法

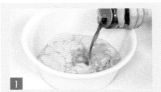

1 将猪大肠放入盆中，倒入一罐可乐。

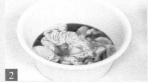

2 静置几分钟。

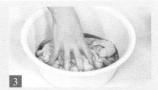

3 搅拌并抓洗均匀。

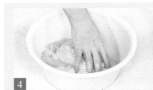

4 再倒入淘米水，搓洗。

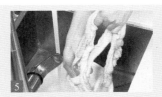

5 放入水龙头下搓洗几遍。

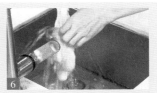

6 最后用清水冲洗干净，沥干即可。

◎明矾清洗法

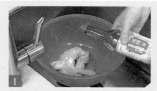

1 将猪大肠放入盆中,加适量盐,往盆中加入适量白醋。

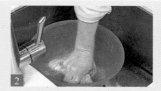

2 用手揉搓猪肠,洗掉肠子上的黏液。

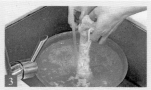

3 将猪大肠放在流水下,一边翻肠头,一边灌水清洗。

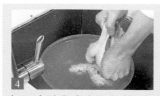

4 把肠内壁翻出来,清除肠内壁污物,放入清水中清洗。

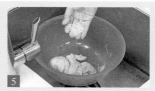

5 倒掉盆中污水,把猪大肠放入盆中,加入明矾粉揉搓。

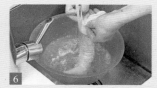

6 将揉搓后的猪大肠放在清水下,冲洗干净即可。

猪大肠切法

◎猪大肠改刀后既便于烹饪入味,又便于夹取食用,而且好的造型还能增加食欲。猪大肠的切法主要有切滚刀块、圈、段、条等。

◎切滚刀块

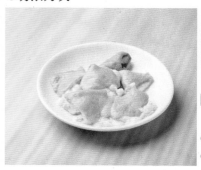

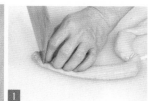

1

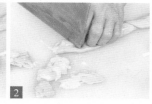

2

①取一段洗净的猪肠,从一端开始斜切小块。
②边滚动,边斜切,将猪肠全部斜切成同样的小块即可。

◎切条

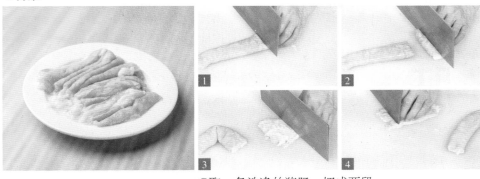

①取一条洗净的猪肠，切成两段。
②取其中一段，纵向剖开。
③将猪肠切开，成大块。
④将大块猪肠展平，准备纵向切条。

◎切圈

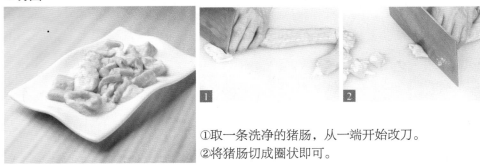

①取一条洗净的猪肠，从一端开始改刀。
②将猪肠切成圈状即可。

◎切段

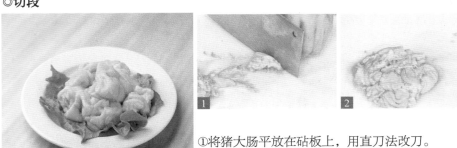

①将猪大肠平放在砧板上，用直刀法改刀。
②把猪大肠切成段备用。

猪肝

Pig liver

● **食用量** ●
每次约50克

『猪肝简介』 肝脏是动物体内储存养料和解毒的重要器官，含有丰富的营养物质，具有营养保健功能，是最理想的补血佳品之一。

『营养成分』 含蛋白质、脂肪、糖类，以及钙、磷、铁、锌、维生素B_1、维生素B_2等。

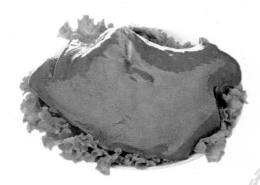

热量
516
千焦/100克

『别名』
无

『性味归经』
性温，味甘、苦，
归肝经

认识猪肝

食 材 功 效

❶猪肝中铁质丰富，是经常吃的补血食物，食用猪肝可调节和改善贫血的症状。

❷猪肝中含有丰富的维生素A，具有维持人体正常生长和生殖机能的功能。

❸猪肝还能补充维生素B_2，这对补充机体重要的辅酶，使机体完成对一些有毒成分的祛除有着重要作用。

一般人群均可食用，尤其适宜癌症患者放疗、化疗后食用；贫血、常在电脑前工作、爱喝酒的人可多食用一些。患有高血压、冠心病、肥胖症及血脂高的人忌食猪肝。

❶猪肝的烹调时间不能太短，至少应该在急火中炒5分钟以上，使猪肝完全变成灰褐色，看不到血丝才好。
❷猪肝常有一种特殊的异味，烹制前，首先要用水将肝血洗净，然后剥去薄皮，放适量牛乳浸泡，几分钟后猪肝异味即可清除。

『泡椒爆猪肝』

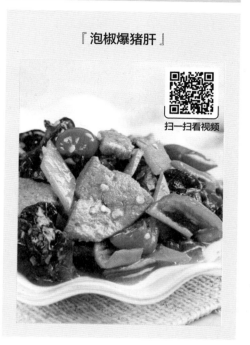

扫一扫看视频

---

❶成人每两周吃1次猪肝，对口腔溃疡有预防作用。吃前要先把猪肝切小块放水里泡20分钟，再换水泡1次。泡完后，直接放清水里煮，加葱、姜、蒜，煮熟后蘸酱油吃就可以了。
❷猪肝100克，木耳15克，放入砂锅中加葱、姜、盐等调味品，同炖至熟即可，治慢性盆腔炎。
❸猪肝和菠菜同煮，一荤一素，对治疗贫血有奇效。

按猪肝品种分

◎黄沙肝
肝身柔软，带微黄。

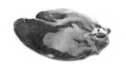

◎油肝
即绵肝。肝身特柔软，带光泽。

◎猪母肝
肝身粗糙较硬，多带网纹，颜色带微蓝。

猪肝选购

◎买猪肝时，根据猪肝的外形、颜色、软硬等可以判断出猪肝的品质优劣。

❶观外形：有的猪肝表面有菜籽大小的小白点，这是致病物质侵袭肌体后，肌体保护自己的一种肌化现象。把白点割掉仍可食用，如果白点太多就不要购买。

❷看颜色：表面有光泽，颜色紫红均匀的是正常猪肝。

❸摸软硬：感觉有弹性，无硬块、无水肿、无浓肿的是正常猪肝。

❹辨品质：猪肝有粉肝、面肝、麻肝、石肝、病死猪肝、灌水猪肝之分。前两种为上乘，中间两种次之，后两种是劣质品。

猪肝储存

◎猪肝在常温下存放过久，会受到微生物的污染而产生各种变化，以致腐败。为防止猪肝变质，为了更好地保存，可采用以下方法：

❶通风保存法：把猪肝用浸过醋的干净纱布包起来，可以使其保鲜一昼夜。

❷冰箱冷藏法：买回来的鲜猪肝如果不是马上就加以烹饪的话，即使放在冰箱中，过半天的时间也会发黑、发污，让人感觉没有食欲。其实，把猪肝买回来后，在表面涂上一层食用油，再放在冰箱冷藏室里，就可以保持几天的新鲜了。

❸冰箱冷冻法：先把猪肝用毛巾包裹，再放入保鲜袋中扎紧，放冰箱冷冻区，可保存15～30天。吃时自然解冻，清洗干净即可。

◎猪肝营养丰富，但也要进行彻底清洗，才能吃得美味又健康，可以使用以下几种清洗方法：

◎浸泡法

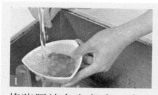 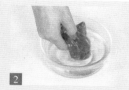 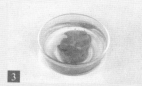

1 将猪肝放在水龙头下冲洗干净。

2 再将猪肝放入装有清水的碗中。

3 静置1~2小时，去除猪肝的残血，捞出沥干即可。

◎抓洗法

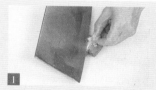 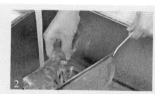 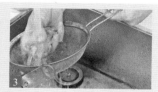

1 将备好的猪肝依大小切成4~6块。

2 把猪肝放入网篮中，轻轻抓洗。

3 猪肝置于流水下冲洗干净，沥干即可。

猪肝切法

猪肝改刀后既便于烹饪入味，又便于夹取食用，而且好的造型还能增加食欲。猪肝的切法主要有切片、切条等。

◎切条

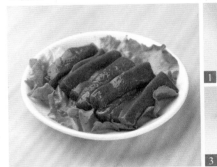

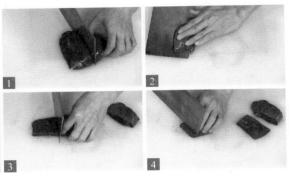

①取洗净的猪肝一个，从中间切开，一分为二。
②取其中一块，从中间用平刀切开。
③再取其中一片猪肝，从中间切一刀，一分为二。
④把切开的两块分开，取其中一块展平放好，用直刀将猪肝切条，把余下的猪肝都切成条即可。

◎切片

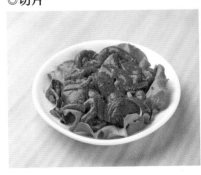

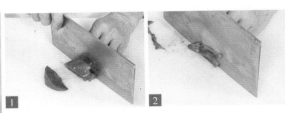

①先将猪肝切成几块。
②改切成片，将切好的猪肝片装入盘中，备用即可。

猪肺

Pig lungs

● 食用量 ●
每次约50克

『猪肺简介』 猪肺色红白，含有大量人体所必需的营养成分，适于炖、卤、拌，如卤五香肺、银杏炖肺。

『营养成分』 含有蛋白质、脂肪，以及钙、磷、铁、烟酸、维生素B_1、维生素B_2等。

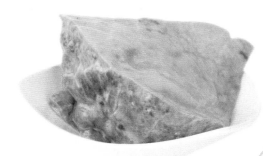

热量
340
千焦/100克

『别名』
无

『性味归经』
性平，味甘，入肺经

认识猪肺

食 材 功 效

中医学认为，猪肺味甘，微寒，有止咳、补虚、补肺之功效，可用于肺虚咳嗽、久咳咯血等症的食疗。

适 合 人 群

一般人群都适合食用，尤适宜肺虚久咳、肺结核、肺痿咯血者食用。便秘，痔疮者不宜多食。

『 川贝梨煮猪肺 』

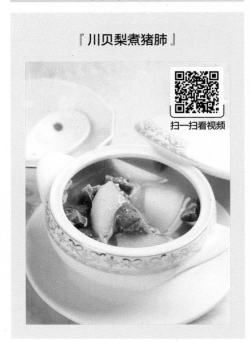

扫一扫看视频

烹饪指南

❶猪肺适宜炒、蒸、煮。

❷猪肺为猪内脏，内隐藏大量细菌，必须选择新鲜而且清洗干净的猪肺来煮食。

实用小偏方

❶猪肺一只，切片，麻油炒熟，同粥食，治肺虚咳嗽。

❷薏苡仁研细末，煮猪肺，白蘸食之，治嗽血肺损。

❸猪肺同白萝卜煮粥食，治咳嗽。

猪肺储存

◎猪肺用保鲜膜包好，放入冰箱冷冻区储存。烹饪前再取出，常温下自然解冻即可。

猪肺选购

◎可以从外形、颜色、气味等方面去判断其质量的优劣：

❶观外形：正常、新鲜的猪肺是完整的，无破损的，猪肺上的脉络清晰，无斑点或任何刮痕。

❷看颜色：正常的猪肺表面色泽粉红，颜色均匀。

❸闻气味：闻其是否有猪肺的特有气味，不能挑选有腐臭味的猪肺。

猪肺清洗

◎猪肺营养丰富，但也要进行彻底清洗，才能吃得美味又健康，可以使用以下清洗方法：

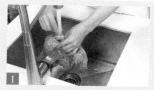

1 沿着肺管往猪肺注水，水满后再倒出，冲洗干净。

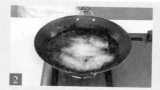

2 锅中注入清水，烧开。

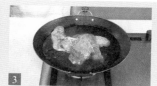

3 将猪肺放入沸水中，煮几分钟。

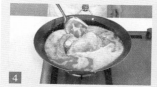

4 待肺管中的残物煮出来，即可捞出。

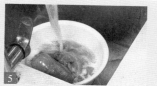

5 用清水将血沫冲洗干净。

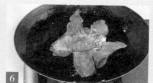

6 放入另外的热水锅中，煮至酥烂，捞出沥干即可。

猪肺切法

◎猪肺改刀后既便于烹饪入味，又便于夹取食用，而且好的造型还能增加食欲。

◎切片

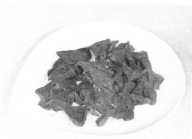

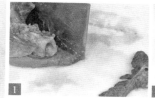

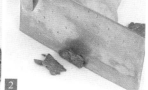

①猪肺沿气管切成若干份。
②每份猪肺改刀切成片。

猪腰

Pork waist

● 食用量 ●
每次约70克

『猪腰简介』 猪腰子具有补肾气、通膀胱、消积滞、止消渴之功效。可用于治疗肾虚腰痛、水肿、耳聋等症。

『营养成分』 含有蛋白质，脂肪，糖类，钙、磷、铁和维生素等。

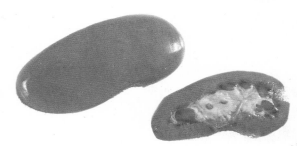

热量
384
千焦/100克

『别名』
猪肾、猪腰花

『性味归经』
性平，味咸，归肾经

认识猪腰

食材功效

❶猪腰含有蛋白质、脂肪、糖类、矿物质和维生素等，有和肾理气之功效。
❷猪腰具有通膀胱、消积滞、止消渴之功效，可用于辅助治疗肾虚腰痛、水肿、耳聋等症。
❸经常适量食用猪腰对于健肾补腰很有益处。

一般人群均可食用，尤其适宜肾虚、腰酸腰痛、遗精、盗汗者食用，也适宜老年人、肾虚耳聋者、耳鸣者食用。血脂偏高者、高胆固醇者忌食。

❶猪腰质脆嫩，以色浅者为好。

❷猪腰用于炒、爆、炸、烩、拌，如炒腰花、宫保腰块、烩桃仁腰卷等。

❸炒腰花时加上葱段、姜片和青椒，味道鲜美。

❹做火爆腰花时，可在七八分熟时滴入少许醋，这样烹饪出来的腰花脆嫩无腥、无臊气味。

『香菜炒猪腰』

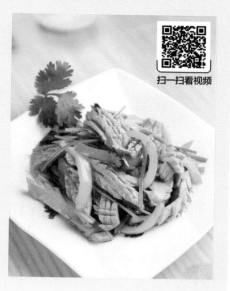

扫一扫看视频

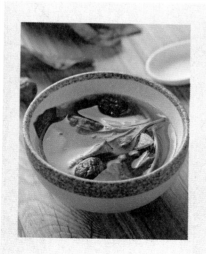

❶将猪腰与杜仲、核桃肉同煮熟。炖熟后蘸少许细盐食用，可益肾助阳、强腰益气，适用于肾虚不固的遗精、盗汗。

❷猪腰和枸杞叶煮成汤，加食盐调味服食，可治疗腰痛。

猪腰选购

◎买猪腰时，根据外形、颜色等可以判断出其品质优劣。

❶**观外形**：首先要注意猪腰表面是否有出血点，有出血点则为不正常。

❷**看颜色**：新鲜的猪腰呈浅红色，表面有一层薄膜，有光泽，柔润且有弹性。不新鲜的猪腰带有青色，质地松软，并有异味。用水泡过的猪腰体积大，颜色发白。

猪腰储存

◎猪腰在常温存放过久，会受到微生物的污染而产生各种变化，以致腐败。为防止猪腰变质，为了更好地保存，可采用以下方法：

❶**冰箱冷藏法**：猪腰表面抹些盐，放入冰箱冷藏区保存，有利于保鲜。

❷**冰箱冷冻法**：猪腰买回后不要洗，用塑料袋密封后放在冰箱冷冻层保存即可。

猪腰清洗

◎猪腰一旦沾上了脏东西，用水冲洗是油腻腻的，反而会越洗越脏，正确的方法应该是用食盐或是料酒来清洗。

◎料酒清洗法

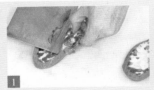

1 将猪腰剖开，剔去筋和脂肪，切成片状或花状。

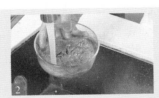

2 用清水将猪腰冲洗几遍。

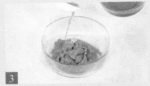

3 猪腰放在碗中，加适量料酒拌和，揉搓。

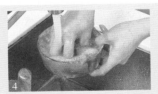

4 将猪腰放于水龙头下冲洗干净。

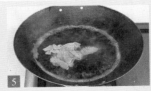

5 放入热水锅中氽烫一下。

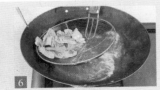

6 捞出，沥干水即可。

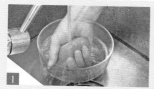

将猪腰用清水冲洗一遍。

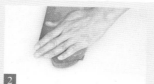

将猪腰放好，平刀从中间切一刀，一分为二。

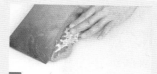

用刀去掉猪腰里面的白色筋膜。

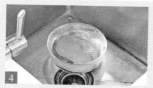

将猪腰浸泡在清水中，至少30分钟。

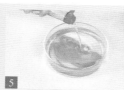

在清水中加入适量白醋。

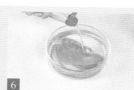

用手揉搓清洗猪腰。

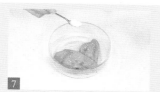

将碗中水倒干净，往猪腰上撒上适量食盐。

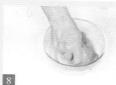

用手反复揉搓猪腰。

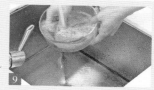

最后将猪腰用清水冲洗干净，沥干水分即可。

猪腰切法

◎猪腰改刀后既便于烹饪入味，又便于夹取食用，而且好的造型还能增加食欲。切法主要有锯齿形花刀、切片、切条、切丁等。

◎锯齿形花刀

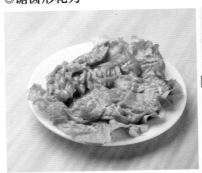

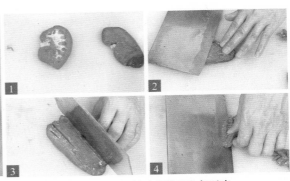

①取一块洗净的猪腰，从中间切开成两半。
②平刀切去猪腰内部的臊筋。
③从猪腰片的一端纵向切一字刀。
④调整好猪腰的角度，在猪腰上斜切一字刀，与原刀口垂直，切三个一字刀后切段成小块即可。

◎切片

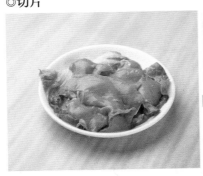

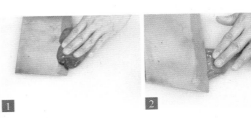

①取一个洗净的猪腰，平刀切开成两半。
②将猪腰臊筋片去，将猪腰斜刀切成薄片即可。

◎切条

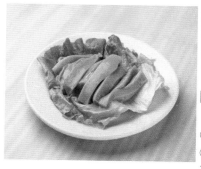
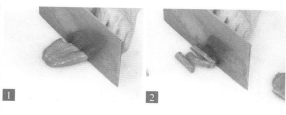

①取一块洗净的猪腰，从中间切开成两半。
②将猪腰边缘上不平整的部分切掉，再切条状，依
次切成均匀的条状即可。

◎切丁

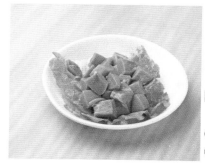
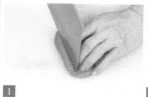
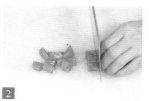

①取一块洗净的猪腰，切成均匀的条状。
②将腰条堆放整齐，切成同样大小的丁状即可。

火腿

Ham

● 食用量 ●
每次约35克

『 火腿简介 』 火腿由猪的腿腌制而成，是一种在世界范围内流行很广的肉制品。世界著名的火腿品种有法国烟熏火腿、苏格兰整只火腿、德国陈制火腿、意大利火腿、苹果火腿等。

『 营养成分 』 含维生素A、叶酸、钠、钾、磷等。

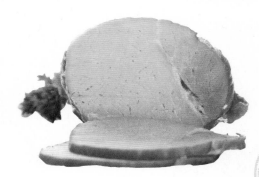

热量
1320
千焦/100克

『 别名 』
薰蹄、南腿

『 性味归经 』
性温，味甘、咸

认识火腿

食材功效

❶火腿色泽鲜艳，红白分明，瘦肉香咸带甜，肥肉香而不腻，美味可口，能增进食欲。

❷火腿内含丰富的蛋白质和适量的脂肪，10多种氨基酸，多种维生素和矿物质，可以增强体力，改善精神萎靡症状。

一般人群均可食用，尤其适宜气血不足、脾虚久泻、胃口不开、体质虚弱、虚劳怔忡、腰脚无力者食用。但老年人、胃肠溃疡患者、急慢性肾炎者忌食；凡浮肿、水肿、腹水者忌食；感冒未愈、腹胀者忌食。

❶整只火腿用刀切开很不容易，若以锯代刀，便可获得理想效果。

❷火腿肉是坚硬的干制品，要炖烂很不容易，如果在炖之前在火腿上涂些白糖，然后再放入锅中，就比较容易炖烂，且味道更为鲜美。

『香菇烧火腿』

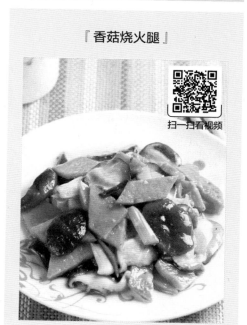

扫一扫看视频

火腿的头、皮、骨以及剔下来的肉表面部分总是会有一股很浓的耗味，很多人总是将之丢弃，其实耗味火腿也是可以用来烹调其他菜肴的，用耗味火腿烧海鲜，可以和海鲜的腥味相互抵消。

❶昙花、火腿煮汤，饮服，可健脾养胃，适用于慢性胃炎、消化性溃疡、胃脘疼痛、肢软乏力等症。

❷海蜇、蛋清、熟火腿片、紫菜煮汤，饮服，有化痰、消积、利咽的功效。

◎诺邓火腿

云南著名的地方特产、民间的风味美食。配料独特，制作精细，质优而味美，切口肉色嫩红，具有浓郁的乡土风味。

◎川味火腿

川味火腿就是符合四川人口味的火腿，是在火腿加工的辅料中加入花椒、五香味料等，再按火腿常规加工方法加工而成的。

◎竹叶熏腿

始产于现石宅乡曹沅村，因当地盛产毛竹，农户把经过腌制、洗晒的火腿悬挂在灶间，靠烧饭时竹枝、竹叶散发的烟气熏烤而成。

◎风腿

由猪的前腿加工成的火腿，每只鲜腿净重约5千克。腌制时间为35天左右，成熟在端午节前后。

◎糖腿

这是为适应肾脏病患者的食用需要而产生的新品种，加工方法与其他火腿大体相同。所不同的是用盐量较少，而且要加糖。

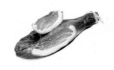

◎甜酱腿

用甜酱加工而成。每5千克鲜腿用盐75克，第二天涂上甜酱1千克左右，23～24天后洗晒。其他方法与一般火腿加工相同。

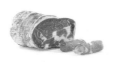

◎蒋腿

蒋腿的选料要求严格，加工更为精细。其成品瘦肉细嫩，红似玫瑰，肥肉明亮，咸淡适中。

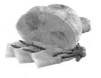

◎农家味冬腿

四川宜宾加工的地方特产品，因始产于"农家味"店而得名。

◎无骨火腿

是将鲜腿去骨，修净腿边，将腿修成竹叶形，然后加辅料混合，抹在腿上，放入缸中腌制、晾晒、整形，挂至干硬即可。

火腿选购

◎买火腿时，可通过外形、颜色和气味来判断其品质的优劣。

❶**观外形**：火腿的外表应干燥、清洁，无虫蛀现象，肉质结实，切面平整、有光泽。

❷**看颜色**：品质好的火腿呈黄褐色或红棕色，切面的瘦肉是深玫瑰色或桃红色。

❸**闻气味**：品质好的火腿，鼻闻具有火腿特有的香腊味。

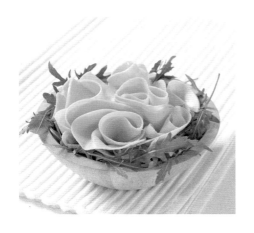

火腿储存

◎火腿在常温下存放过久，会受到微生物的污染而产生各种变化，以致腐败。为防止火腿的变质，为了更好地保存，可采用以下方法：

❶**通风储存法**：常温20℃左右，可整体保存，挂在空气流通和蔽荫处。火腿斩割后，切口部位涂上一层食用植物油，然后贴上一层保鲜纸，避免见风后产生哈喇味。如此存放不宜超过6个月。

❷**冰箱冷藏法**：先将整只火腿刷净，用清水浸泡数小时，清除其咸味和臭味，再用滚水洗濯干净，剥去外皮，切去皮下脂肪，烧滚水拆去大骨，然后将火腿改切为方块，以保鲜膜包着，放入冰箱冷藏区，用时才取出食用。

❸**容器储存法**：夏天可用食油在火腿两面擦抹一遍，置于罐内，上盖咸干菜，可保存较长时间。

火腿清洗

◎火腿容易沾染细菌，要彻底清洗，可以选取以下两种方法：

❶**白醋清洗法**：可用干净的抹布蘸醋来擦拭火腿，再用热水烫一下，用干布拭除即可。

❷**毛刷清洗法**：将火腿用温水浸泡，捞出，再用刷子再将黑色的杂质刷掉，最后洗净即可。

香肠

Sausage

● 食用量 ●
每次30克左右

『香肠简介』 香肠是将动物的肉绞碎成泥状，再灌入肠衣制成的食品。香肠的类型也有很多，主要分为川味香肠和广味香肠。过年吃自制的香肠成为很多地区的习俗。

『营养成分』 含蛋白质、脂肪、糖类，以及维生素E、钙、磷、钾、钠、镁、铁等。

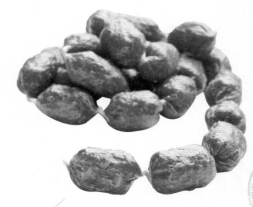

热量
2032
千焦/100克

『别名』
腊肠、灌肠

『性味归经』
性平，味甘、咸，
入脾、胃经

认识香肠

食材功效

香肠滋味咸中带甜，细品时芳香浓郁，可开胃助食，增进食欲。

适合人群

一般人群均可食用，儿童、孕妇、老年人、高脂血症

者少食或不食，肝肾功能不全者不适
合食用。

烹饪指南

❶水煮是最好的烹调方法，可让一部
分亚硝酸盐溶解到水里。
❷香肠应搭配有益食材一同食用。大
蒜、维生素C丰富的蔬菜水果、绿茶
都是正确的选择。
❸常食香肠者要注意补钙。
❹香肠加肉桂一起烹饪成食物，味道
更鲜美。

『萝卜干炒腊肠』

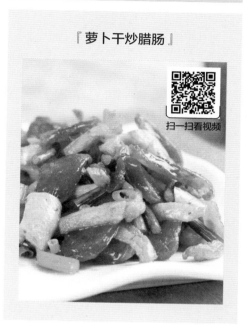

扫一扫看视频

按香肠品种分

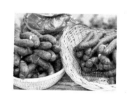

◎贵州麻辣香肠
贵州麻辣香肠用柏枝、果
木烟熏，以猪的前夹肉制
作，配料考究，熏烤温、
湿度严格控制。吃起来有
一种浓郁独特香味。

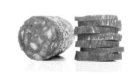

◎如皋香肠
如皋香肠条形整齐，肉质
紧密，色泽鲜艳，咸甜适
度，香味浓郁，营养丰富，
精肉嚼而不老，肥肉油而
不腻，深受群众喜爱。

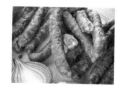

◎睢宁香肠
产品用新鲜猪后腿精瘦
肉，佐以多种名贵中草药
制成。风味独特，鲜香袭
人，咸甜适口，令人回味
无穷。

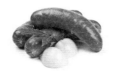

◎莱芜香肠

莱芜香肠，旧称"南肠"，是饮誉山东省内外的传统名吃。以莱芜黑猪精肉为原料，并配以丁香、莳萝子等中药材制作而成。不但味道香醇，回味悠长，而且有增加食欲之功效。

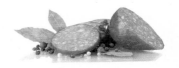

◎济南香肠

济南香肠是在莱芜香肠的基础上不断发展创新，历时百余年演变而来，以净香园品牌最为闻名。出锅香肠有奇香扑鼻，瘦肉不柴，肥肉不腻，口感醇厚有嚼劲儿，回味长久的特点。

香肠选购

◎买香肠时，根据外形、颜色可以判断其品质优劣。

❶观外形：看肠衣厚薄程度，越薄越好，蒸熟后香肠较脆；如肠衣厚，蒸熟后会嚼不烂。看是否肥瘦分明，分明者属刀切肉肠，食味最佳。

❷看颜色：如果香肠肉色过于透明，证明腌制时加入的白硝过多，并非上品；如呈淡色，毫无油润，也不是佳品。

香肠储存

◎香肠可采用以下方法保存：

❶通风储存法：将香肠放入装有白酒的容器内，封严后置于阴凉通风处。

❷冰箱冷藏法：以原封包装冷藏。

❸冰箱冷冻法：用保鲜袋装好，放进冰箱冷冻室，两个月内吃完即可。

❹白酒储存法：可在香肠上涂一层白酒，放在容器内，将盖子盖严，能贮存1个月，其香味不变。

香肠清洗

◎香肠可用以下几种清洗方法进行清理：

❶淘米水清洗法：放入热淘米水中，用丝瓜瓤洗去灰尘，再用清水冲洗即可。

❷热水清洗法：不管是散装还是包装的香肠都需要洗一下，因为在加工包装过程中香肠表面肯定会有杂质沾上。一般都是在做菜之前，将香肠在热水中冲洗一下即可。如果不喜欢吃肠衣，可以将香肠放在温水中泡开，再把肠衣去除即可。

腊肉

Bacon

● 食用量 ●
每次约30克

『别名』
腌肉、培根

『性味归经』
性平，味咸、甘，
入脾、胃经

『腊肉简介』 腊肉是中国腌肉的一种，为湖北、四川、湖南、江西、云南、贵州等地特产，已有几千年的历史。通常是在农历的腊月进行腌制，所以称作"腊肉"。

『营养成分』 磷、钾、钠的含量丰富，还含有脂肪、蛋白质、糖类等。

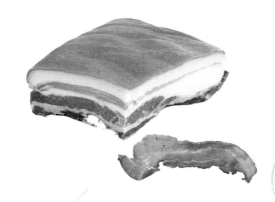

热量
2768
千焦/100克

认识腊肉

食材功效

❶熏好的腊肉表里一致，色泽鲜艳，黄里透红，吃起来味道醇香，肥不腻口，瘦不塞牙，不仅风味独特，营养丰富，还能增加食欲。

❷中医认为，腊肉性平，味甘、咸，具有开胃祛寒、消食等功效。

一般人均可食用，老年人忌食，胃及十二指肠溃疡患者禁食。

❶腊肉如果表面出现少许霉变，可以用温水擦干净后放通风处晾晒，再烹饪；如果霉变较多，就不建议食用。

❷腊肉蒸、煮后可直接食用，或和其他干鲜蔬菜同炒。西餐中一般用作多种菜肴的配料。

❸腊肉可以先放在蒸锅中蒸软，然后切成薄片，再放入锅中翻炒，这样炒出来的腊肉吃起来松软柔嫩。

『柚子蒸南瓜腊肉』

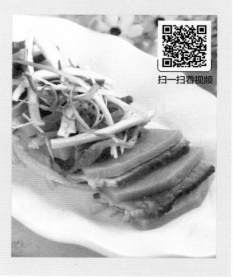

扫一扫看视频

按腊肉品种分

◎广式腊肉

广式腊肉是以猪的肋条肉为原料，经腌制、烘烤而成，具有选料严格、制作精细、色泽金黄、条形整齐、芬芳醇厚等特点。

◎湖南腊肉

选用皮薄、肉嫩、体重适宜的宁香猪为原料，经六道工序加工而成，其特点是皮色红黄、脂肪似腊、肌肉棕红、熏香浓郁。

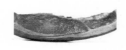

◎四川腊肉

是将肉切成5厘米宽的条状，再经腌渍、洗晾、烘制而成，成品具有色红似火、香气浓郁、味道鲜美、营养丰富等特点。

腊肉选购

◎买腊肉时，根据颜色、外观、气味等，可以判断其品质优劣。

❶观外形：在挑选腊肉时，也要遵循"精肉要多，肥肉要少"的原则。从营养学的角度讲，瘦肉是优质蛋白质，而肥肉摄入过多往往会引起肥胖，成为某些慢性病的致病因素。

❷看颜色：越鲜亮的颜色，越有可能是色素调出来的，那种黄中泛黑的腊肉比较好。

❸闻气味：购买时闻一下腊肉，如果有酸败腐臭异味，千万别买。一般来说，商家都不愿意剖开腊肉香肠给消费者看，消费者可以利用竹签或铁签插入肉里，取出来闻有无怪味。

❹摸软硬：用手指按一按腊肉，肉身干爽、结实、富有弹性，无明显凹痕，有腊肉应有的行为，就是优质腊肉。

腊肉储存

腊肉的储存可采用以下方法：

❶通风保存法：将腊肉吊起置于通风处吹晒。

❷冰箱冷藏法：腊肉洗净后用保鲜膜包好，放在冰箱的冷藏室，可三五年不变味。

❸容器保存法：将其放入坛中置于干燥阴凉且撒好石灰的地方，封口可保存4个月。

❹腌制储存法：晒烤后，置于密封容器内，撒少量食盐，用保鲜膜将其密封。

❺米糠储存法：将其埋在米糠下即可。

腊肉清洗

◎腊肉可用以下方法进行彻底清洗：

❶淘米水清洗法：淘米水加热后放入腊肉，用丝瓜瓤将其洗净即可。

❷温水清洗法：先用温水反复清洗，而后用温水浸泡半个小时，减少其盐量。

❸盐水清洗法：用盐分浓度低于腊肉中所含盐分浓度的盐水漂洗几次，使其中所含的盐分逐渐溶解于盐水中，最后再以淡淡的盐水清洗一下就可烹制了。

牛肉

Beef

『牛肉简介』 牛肉是全世界人民都爱吃的食品，中国人经常消费的肉类食品之一，地位仅次于猪肉。牛肉蛋白质含量高，而脂肪含量低，味道鲜美，享有"肉中骄子"的美称。

『营养成分』 含蛋白质，糖类，氨基酸、钾、磷、钠、镁、钙、铁，脂肪等。

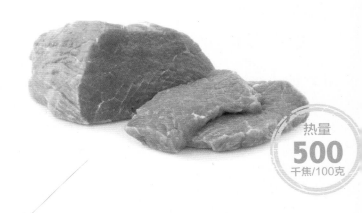

热量
500
千焦/100克

『别名』
黄牛肉、水牛肉

『性味归经』
性温，味甘，入脾经

认识牛肉

食材功效

❶牛肉中的肌氨酸含量比其他食品都高，对人体增长肌肉、增强力量特别有效。

❷铁元素含量较高，并且是人体容易吸收的动物性血红蛋白铁，比较适合6个月到2岁容易出现生理性贫血的宝宝，对宝宝的生长发育很有帮助。

一般人皆可食用,特别适宜生长发育、术后调养、病后调养、贫血久病之人食用。高胆固醇、高脂肪者,老年人、儿童、消化力弱的人不宜多吃;黄患疮疖湿疹、痘疹、瘙痒者少食;患感染性疾病、肝病、肾病的人慎食。

烹 饪 指 南

❶牛肉的纤维组织较粗,结缔组织又较多,应横着切,将长纤维切断,不能顺着纤维组织切,否则不仅没法入味,还嚼不烂。
❷烹饪时放一个山楂、一块橘皮或一点茶叶,牛肉易烂。

美 味 菜 肴

『酱烧牛肉』

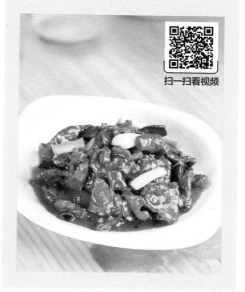

扫一扫看视频

实 用 小 偏 方

❶取牛肉100克洗净切块,与450克洗净切薄片的西红柿,加适量油、盐、糖同煮食用,可辅助治疗肝炎。
❷手术后多饮用牛肉炖汁,能促进伤口愈合。
❸牛肉和芋头同时食用,可治疗食欲不振,同时还具有美容养颜的功效。

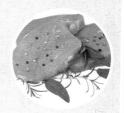

牛的种类

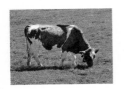

◎安格勒牛

头小，角细，颈长而薄，垂皮小，鬐甲隆起，背长。被毛红色，乳房部有白斑，尾帚黑白花混生。

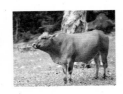

◎丹麦红牛

丹麦红牛体型大，体躯长而深，胸部向前突出，有明显的垂皮，背长稍凹，腹部容积大。被毛为红色或深红色。

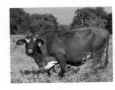

◎圣赫特鲁迪斯牛

全身被毛红色，短而光亮。耳下垂，皮肤松弛，颈部多皱褶，胸垂发达，阴鞘下垂，公牛有明显瘤峰。

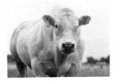

◎契安尼娜牛

毛色纯白，尾帚黑色；除腹部外，皮肤上均有黑色斑；犊牛出生时，被毛为深褐色，在60日龄内逐渐变成白色。

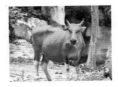

◎南阳黄牛

体格高大，肌肉发达，结构紧凑，皮薄毛细，行动迅速。鼻颈宽，口大方正，肩部宽厚，胸骨突出，筋腱明显。

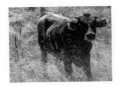

◎短角牛

背毛卷曲，多数呈紫红色，红白花其次，个别全白。胸宽而深，肋骨开张良好，鬐甲宽平，腹部呈圆桶形，背线直，背腰宽平。

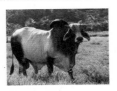

◎婆罗门牛

婆罗门牛头或颜面部较长，耳大下垂。有角，两角间距离宽，角粗，中等长。体躯长、深适中，尻部稍斜，四肢较长。

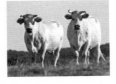

◎夏洛来牛

头小而短，角细呈圆形，向前方伸展。鼻端肥大，颈部较短，胸深肋圆，背厚腰宽，臀部丰满，腿肉圆厚并向后突出。

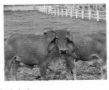

◎秦川牛

毛色以紫红色和红色居多。头部方正，鼻镜呈肉红色，角短，呈肉色，多为向外或向后弯曲。体型大，四肢粗壮。

102

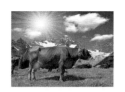

◎阿伯丁·安格斯牛

体躯低矮，无角，全身被毛有光泽，部分牛腹下或乳房部有少量白斑。头小额宽，额上方明显向上突起。

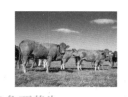

◎鲁西黄牛

被毛从浅黄到棕红，以黄色居多，一般前躯毛色较后躯深，公牛毛色较母牛的深。鼻与皮肤均为肉红色，部分有黑色斑点。

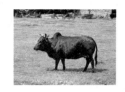

◎辛地红牛

体型紧凑，被毛细短而光滑，多为暗红色，也有深浅不同的褐色。头长额凸，耳大且向前下垂，颈垂特别发达。

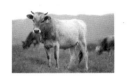

◎瑞士褐牛

被毛为褐色，由浅褐、灰褐至深褐色，在鼻镜四周有一浅色或白色带，鼻、舌、角尖、尾帚及蹄为黑色。

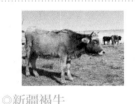

◎新疆褐牛

角尖稍直，呈深褐色，向侧前上方弯曲呈半椭圆形。毛色呈褐色，深浅不一，顶部、口轮的周围和背线为灰白色或黄白色。

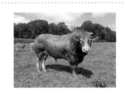

◎利木赞牛

毛色为红色或黄色，口、鼻、眼田周围、四肢内侧及尾帚毛色较浅。角为白色，蹄为红褐色。头较短小，额宽，胸部宽深。

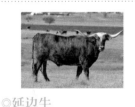

◎延边牛

胸部深宽，骨骼坚实，被毛长而密，皮厚而有弹力。公牛额宽，头方正，角基粗大，多向后方伸展，成一字形或倒八字形角。

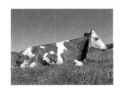

◎西门塔尔牛

毛色为黄白花或淡红白花，头、胸、腹下、四肢及尾帚多为白色，皮肢为粉红色。头较长，面宽；角较细而向外上方弯曲。

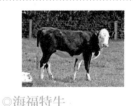

◎海福特牛

全身被毛红色，仅头部、颈垂、腹下、四肢下部和尾帚白色，具典型的肉用体型。此牛分为有角和无角两种。

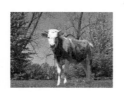

◎三河牛

三河牛体格高大结实，肢势端正，四肢强健，蹄质坚实。有角，角稍向前上方弯曲，少数牛角向上。毛色为红（黄）白花，花片分明。

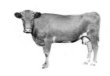

◎晋南黄牛

毛色以枣红色为主，其次是黄色及褐色；鼻镜和蹄趾多呈粉红色。体格粗大，体较长，额宽嘴阔，俗称"狮子头"。

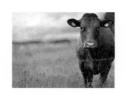

◎林肯红牛

胸深，后躯长、宽、平，大腿丰满，全身肌肉发达，比短角牛体格大。四肢短，骨骼粗壮。全身被毛深樱桃红色，富光泽。

牛肉部位分解图

◎牛肉是人们最爱吃的肉类之一，蛋白质含量高，脂肪含量低，味道鲜美，所以深受喜爱，是餐桌上的"宠儿"。但是吃牛肉也是很讲究的，牛的各个部位不同，吃法也不尽相同，能做出不同的菜式。

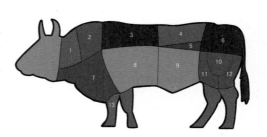

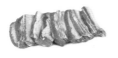

1.颈肉

由互相交叉的两块肉组成，纤维较细，肥瘦兼有，肉质干实，脂肪少，红肉多，带些筋。适合做碎肉、炖汤、做牛肉丸。

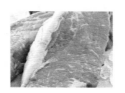

2.上肩肉

油脂分布适中，但有点硬，肉也有一定厚度，所以能吃出牛肉特有的风味。可做涮牛肉或切成小方块拿来炖。

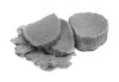

3.牛脊背的前半段

筋少，肉质极为纤细，适合拿来做寿喜烧、牛肉卷、牛排等。为口感最嫩的肉之一，是上等的牛排肉及烧烤肉。

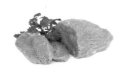

4. 上里脊

也叫上腰肉，是西餐菜单中的西冷牛肉。肉质为红色，容易有脂肪沉积，呈大理石斑纹状。肉质柔细，适合炒、炸、涮、烤。

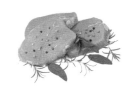

5. 里脊

牛肉中肉质最柔软的部分，而且几乎没有油脂，低脂高蛋白。是近年讲求健康美食者的最爱，适合炒、炸、涮、烤。

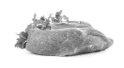

6. 臀肉

又称后臀尖，脂肪少，肌肉纤维较粗大，口感略涩，适合烘烤、碳烤、焗，做牛排味道佳。西餐中作为汉堡馅料和牛肉酱原料。

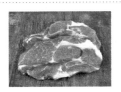

7. 下肩肉

脂少肉红，肉质硬，但肉味甘甜，胶质含量也高，适合煮汤。

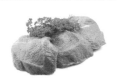

8. 前胸肉

肉虽细，但又厚又硬，可拿来做烧烤。

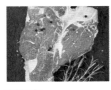

9. 后胸肉

即五花肉及牛腩的部分。肉质厚，硬一点，但含油脂多。煎、炒、烧烤或炖，皆宜。

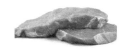

10. 头刀

即头刀的部分，适合经调味烹煮做成冷盘。

11. 和尚头

脂肪少，肉柔软，可切薄片烹煮，节食者亦可放心品尝。

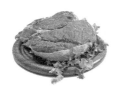

12. 银边三叉

脂少，为牛肉里肉质最粗糙的部分。最好用小火慢慢卤或炖，再切成薄肉吃。

牛肉选购

◎买牛肉时，根据外观、颜色、气味等可以判断其品质优劣。

❶观外形：看肉皮有无红点，无红点是好肉，有红点者是坏肉。

❷看颜色：看肌肉，新鲜肉有光泽，红色均匀，较次的肉肉色稍暗；看脂肪，新鲜肉的脂肪洁白或淡黄色，次品肉的脂肪缺乏光泽。

❸闻气味：劣质的肉有氨味或酸味。

牛肉储存

◎牛肉的储存可采用以下方法：

若储存6~7小时，切片抹油盐置于通风处即可；若长时间保存，则可将其抹油置于密闭容器后放入冷藏室或装袋放入冷冻室。

牛肉清洗

◎买回来的牛肉要仔细清洗，保证干净卫生，烹制出来的菜肴才美味可口。

◎淘米水清洗法

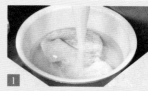
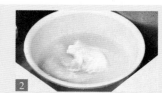
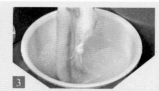

| 1 将牛肉放在盆里，加入适量清水。 | 2 将淘米水倒入水中，浸泡15分钟左右，用手抓洗。 | 3 用清水清洗干净，沥干水即可。 |

◎浸泡清洗法

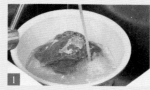
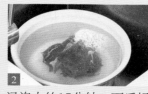
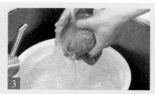

| 1 将牛肉切开成大块，放进盆里，加入清水。 | 2 浸泡大约15分钟，而后揉洗牛肉。 | 3 捞起牛肉，在流水下冲洗干净，沥干水即可。 |

牛肉切法

◎切牛肉的时候必须顶刀切肉丝状的一面，这样才能把牛肉组织中很多的筋膜切断。牛肉有以下几种切法：

◎切丁

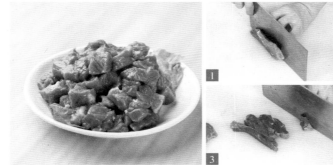
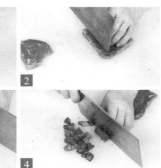

①取一块洗净的牛肉，切成大块。
②将大块切条状。
③大块都切成同样大小的条状。
④将肉条堆放整齐，从一端开始切丁即可。

◎切块

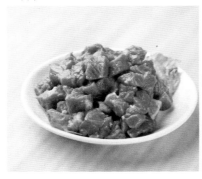
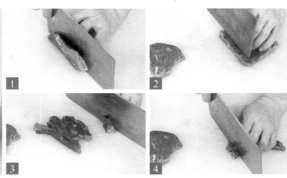

①取一大块洗净的牛肉，用刀从中间切，切成两半。
②取其中一半，改刀切粗条状。
③将整块牛肉切成均匀的粗条。
④将切好的粗条摆放整齐，切成小块。

◎切条

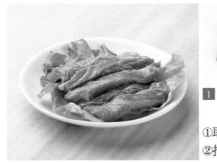

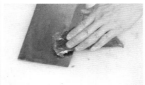

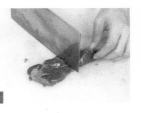

①取一块洗净的牛肉，平刀切成大块。
②把大块牛肉切成合适的大小，再切成条即可。

◎剁末

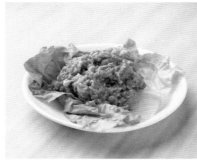

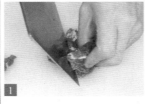

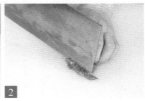

①取一块洗净的牛肉，切成薄片。
②把牛肉片切成丝，再将肉丝剁成碎末即可。

◎切丝

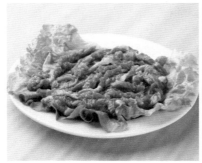

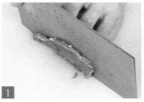

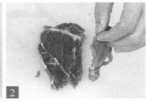

①取一块洗净的牛肉，沿着边缘切薄片。
②将整块牛肉切成薄片，再将薄片切成丝即可。

牛蹄筋

Beef tendon

● 食用量 ●
每次约35克

『性味归经』
性温，味甘，
归脾、肾经

『牛蹄筋简介』 牛蹄筋是牛的脚掌部位的块状的筋腱，呈拳头状。一个牛蹄只有一斤左右的块状的筋腱。蹄筋向来为筵席上品，食用历史悠久，它口感淡嫩不腻，故有俗语说："牛蹄筋，味道赛过参。"

『营养成分』 含蛋白质，糖类，钙、铁等。

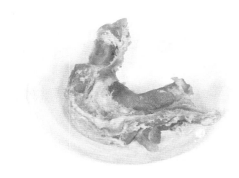

热量
604
千焦/100克

认识牛蹄筋

食 材 功 效

❶牛蹄筋中含有丰富的蛋白聚糖和胶原蛋白，脂肪含量也比猪肥肉低，并且不含胆固醇，能加快细胞生理代谢，使皮肤更富有弹性和韧性，延缓皮肤的衰老。
❷牛蹄筋具有强筋壮骨之功效，对腰膝酸软、身体瘦弱者有很好的食疗作用，有助于青少年生长发育，减缓中老年妇女骨质疏松的速度。

一般人群均可食用，尤其适宜虚劳羸瘦、腰膝酸软、产后虚冷、腹痛寒疝、中虚反胃的人食用，但外感邪热或内有宿热者忌食。

❶干牛蹄筋需用凉水或碱水发制。刚买来的发制好的蹄筋应反复用清水洗几遍，再加以烹饪。

❷蹄筋的简便涨发：取8～10枚干蹄筋，放入保温性能好的暖水瓶中，冲入沸水后塞紧盖好，第二天即可成水发蹄筋，洗净便可烹制食用。

『酱牛蹄筋』

扫一扫看视频

牛蹄筋选购

◎选购牛蹄筋，要求其色泽白亮，无残留腐肉，肉质透明，质地紧密，富有弹性。如果呈黄色，质地松软，则表明保存时间过久，不宜选购。

牛蹄筋储存

◎鲜牛蹄筋可用如下方法保存：鲜品牛蹄筋不宜长期保存，如暂时不用，可用保鲜膜包裹好，放冰箱冷藏室内保鲜，可以保鲜2～3天不变质。

牛蹄筋清洗

◎干牛蹄筋用温水洗一遍，下凉水锅中烧开，慢煮约两三个小时后，取出，撕去外层筋皮，换新水下锅，用小火慢煮，待煮透回软成透明状时，捞出，用新水泡上，即可备用。

牛舌

Beef tongue

● 食用量 ●
每次约100克

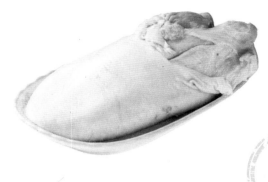

〖牛舌简介〗 牛舌是肉牛的舌部，经精加工而成，属肉牛的高档部位，其肉质嫩滑爽口，营养十分丰富，是烧烤、煲汤和火锅的首选原材料。

〖营养成分〗 含蛋白质及维生素A、维生素C、维生素B_1、维生素B_2、烟酸、钙、铁、锌等。

热量
784
千焦/100克

〖别名〗
牛脷

〖性味归经〗
性平，味甘，
入脾、胃经

认识牛舌

食材功效

❶中医认为，牛舌味甘、性平，具有补脾胃、益气血、强筋骨、消水肿等功效。

❷牛舌脂肪含量比较低，蛋白质、各种维生素和微量元素的含量和牛肉差不多，是一种非常健康的营养食材，有助于控制体重。

一般人均可食用。

❶牛舌外有一层老皮。去掉老皮，可以酱、烧、卤。某些市场卖的牛舌立即可食，但烟熏的或粗盐腌的舌头很难买到，这类牛舌煮后不论热用还是冷食，加不加调味料口味都不错。

❷欧洲人吃牛舌，熏、腌、烩、炖皆宜，甚至罐装出售；韩国人热衷烧烤牛舌；河南人喜食大葱扒牛舌；而以吃著称的广东人则吃卤牛舌，卤水牛舌甘醇浓厚，美味芳香。

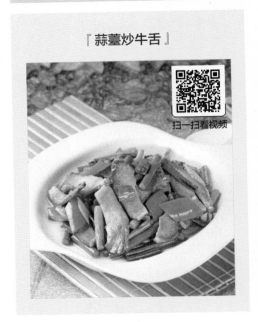

『蒜薹炒牛舌』

扫一扫看视频

牛舌选购

◎牛舌按表层颜色分为白舌、黑舌两种。白舌为荷兰牛的舌，黑舌为东方牛的舌。从价格及味道上判断，买黑舌较好。牛舌分有舌根和舌尖，舌根处肉质较软，舌尖则硬许多，选购时应挑选舌根较厚的牛舌，且以新鲜的为佳。

牛舌储存

◎牛舌经过处理后放入冰箱冷冻层低温储存，冷藏在 2～4℃的环境下可保存2～4日；冷冻在-18℃或以下的环境中可保存 4～6个月。

牛舌清洗

◎牛舌要煮一下，刮掉舌苔，才算清洗干净。

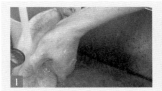

1 牛舌先用清水冲洗一下。

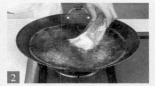

2 把洗好的牛舌放入沸水中煮一下。

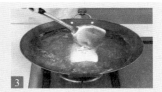

3 牛舌煮几分钟后，表面变成白色时捞出。

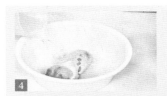

4 牛舌放入盆中，倒入适量清水。

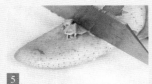

5 牛舌放在切板上，用刀将表面的白皮刮掉。

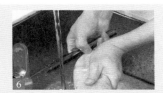

6 将牛舌冲洗干净，将残余的白皮刮干净即可。

牛舌切法

◎牛舌改刀后既便于烹饪入味，又便于夹取食用，而且好的造型还能增加食欲。牛舌的切法主要有切片、条、花、丁等。

◎切片

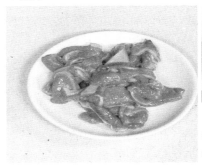

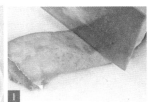

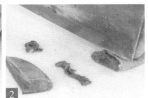

①将牛舌切成便于握持的大小。
②将牛舌块切成厚薄均匀的片状。

113

◎切花

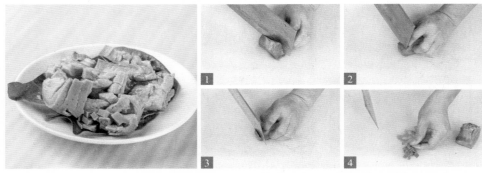

①取一段洗净的牛舌，切取一块。
②在牛舌块的一端开始切连刀片。
③片成厚度为0.3厘米，深度至底部的3/4处，将牛舌依次切多个均匀的连刀片。
④调换角度，和原刀口呈90°，再切连刀即可。

◎切条

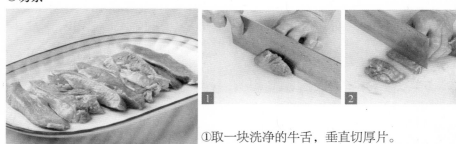

①取一块洗净的牛舌，垂直切厚片。
②再将牛舌厚片切成大小均匀的条状即可。

◎切丁

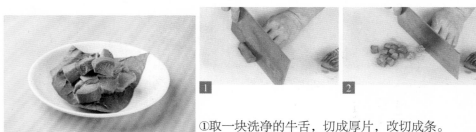

①取一块洗净的牛舌，切成厚片，改切成条。
②再将舌条切成均匀的丁状即可。

牛尾

Oxtail

● 食用量 ●
每次约80克

『牛尾简介』 牛尾为黄牛或水牛的尾部，营养价值极高，美味又滋养，价钱相对来说也不贵，通常去皮切块出售，以便用在汤或煨菜里。

『营养成分』 含有蛋白质和维生素A、维生素D，脂肪、氨基酸等。

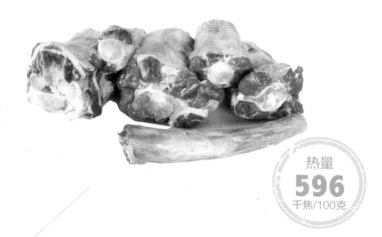

热量
596
千焦/100克

『别名』
无

『性味归经』
性平，味甘，
入脾、胃经

认识牛尾

食 材 功 效

❶牛尾是牛身上活动最频繁的部位，因而其肉的味道最为鲜美，能开胃。

❷牛尾性平味甘，富含胶质，多筋骨少膏脂，风味十足，能益血气、补精髓、强体魄、滋容颜。

❸牛尾含有脂肪和高蛋白，富含多种营养物质，营养学界视其为营养保健食品。

一般人都适宜，尤其适宜母婴、儿童、青少年、老人、职业人群、更年期妇女，但不适宜久病体虚者。

烹 饪 指 南

❶牛尾用水清洗后，再用净水浸泡2小时去掉血水，中间换几次水后，用加了料酒、姜片的水汆过，可去腥味。
❷牛尾有奶白色的脂肪和深红色的肉，肉和骨头的比例相同。
❸牛尾巴富含胶质，风味十足，加在砂锅菜或汤肴中长时炖煮即可尽释美味。

美 味 菜 肴

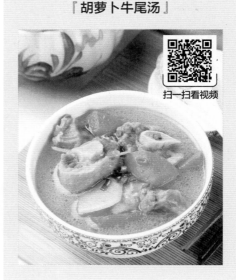

『胡萝卜牛尾汤』

扫一扫看视频

牛尾选购

◎市场上一般将牛尾整条出售，此外还有熟的牛尾罐头食品出售。
在选购新鲜牛尾时要求肉质红润，脂肪和筋质色泽雪白，富有光泽。

牛尾储存

◎简单处理后放入冰箱保存。
可把牛尾放入沸水锅内汆出血水，捞出过凉，沥干水分，加上少许黄酒拌匀，放入保鲜盒，放入冰箱冷藏保存。

牛尾清洗

◎牛尾味道鲜美，为了保证彻底清洁，推荐下面两种实用的清洗方法：
❶汆烫清洗法：如果买回来的牛尾带有毛，则将牛尾放在火上燎烧，然后浸入冷水中用刀刮去粗皮，清洗干净。水烧开，把牛尾放进开水中，去掉血沫，捞出。
❷香料清洗法：如果是冰鲜牛尾，可添加香料炖后再捞出放凉备用。

牛肚

Belly

● 食用量 ●
每次约50克

『 别名 』
百叶、肚尖

『 性味归经 』
性平，味甘，
入脾、胃经

『牛肚简介』　牛肚为牛科动物黄牛或水牛的胃，可以作食物，同时有药用价值。广东人饮茶时也会把它蒸熟当点心。每头牛有4个胃，功能、口感各不相同。

『营养成分』　含蛋白质、脂肪，钙、磷、铁、维生素B_1、维生素B_2、维生素B_3等。

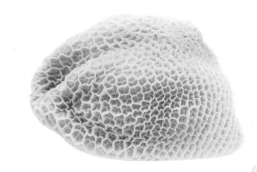

热量
280
千焦/100克

认识牛肚

食 材 功 效

❶牛肚含有丰富的蛋白质，能够提高免疫力。

❷牛肚富含胆碱，可提高记忆力。

❸中医认为，牛肚能滋阴润肺，去除肺燥肺热，使人呼吸畅通、舒适。

❹经常食用牛肚，有助肝脏解毒，清理身体内长期淤积的毒素，增进身体健康。还可增加免疫细胞的活

性，消除体内的有害物质。

适 合 人 群

一般人都可食用，尤适宜病后虚羸、气血不足、营养不良、脾胃薄弱之人。

烹 饪 指 南

❶如果要使牛肚吃起来较为脆嫩，可以先用小苏打泡过，不过要注意烹饪前要用水冲洗干净。
❷牛肚要切成锯齿状，炒制时要旺火速成。

『桔梗牛肚汤』

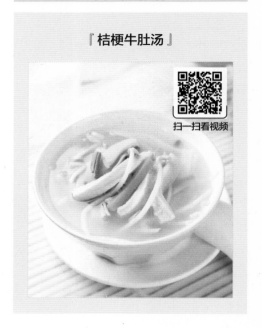

扫一扫看视频

实用小偏方

❶将牛肚洗净，切片，与薏苡仁同煮粥服食，有健脾除湿之功效。
❷用生姜炖牛肚，有补元气、壮身体之功效。
❸用砂仁、陈皮和牛肚一起煮，分3次饮服汤汁，每日1剂，有健脾理气、降气除癪之功效。

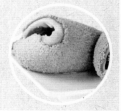

118

牛肚选购

◎可以根据外形、颜色、气味等判断其品质的优劣。

❶观外形：正常的牛肚均匀且并不太厚，黏液较多，有弹性，组织坚实。

❷看颜色：上等牛肚色白略带浅黄，呈自然的淡黄色。叶片厚肥，且颜色白净，通常是使用药水浸泡过的。

❸闻气味：新鲜的牛肚气味正常，无异味，尤其是无腐臭味。

牛肚储存

◎把牛肚放入保鲜盒加入适量清水，然后用保鲜纸包好（不密封），放冰箱冷冻层保存即可。

牛肚清洗

◎常见的牛肚清洗方法有以下几种：

◎淘米水清洗法

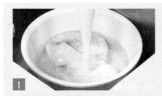 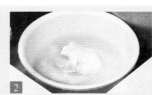 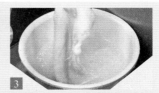

❶	❷	❸
将牛肚放进盆里，注入清水、淘米水，搅匀。	牛肚放在淘米水中浸泡15~20分钟，反复搓洗。	用清水把牛肚冲洗干净，沥干水分即可。

◎盐醋清洗法

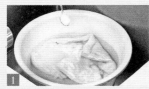 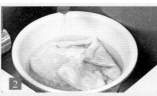 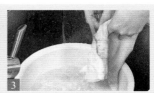

❶	❷	❸
将牛肚放在盆里，注入清水，加入适量的食盐。	加入适量的白醋，用手搅匀，浸泡15分钟左右。	反复揉搓牛肚，用清水冲洗干净，沥干水分即可。

◎牛肚改刀后既便于烹饪入味，又便于夹取食用，而且好的造型还能增加食欲。牛肚的切法主要有切片、切丝等。

◎切片

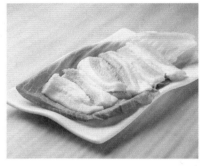

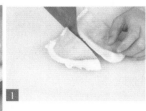

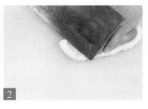

①取洗净的牛肚，一分为二地切开。

②依次斜刀切成片即可。

◎切丝

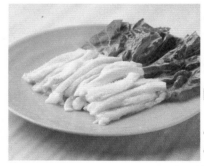

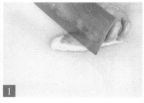

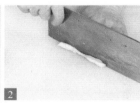

①取一块洗净的牛肚，将不规则的地方切掉。

②从边缘部分开始切，将整块牛肚切成同样大小的细丝状即可。

羊肉

Lamb

● 食用量 ●
每次约50克

『 羊肉简介 』 羊肉是全世界普遍的肉品之一。羊肉肉质与牛肉相似，但肉味较浓。温补效果很好，古来素有"冬吃羊肉赛人参，春夏秋食亦强身"之说。

『 营养成分 』 含蛋白质，糖类，维生素A、钾、钠、磷、钙、锌、铁、硒等。

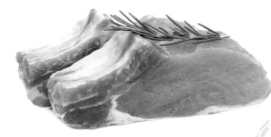

热量
436
千焦/100克

『 **别名** 』
胡髯郎、长髯主簿、
膻根、珍郎

『 **性味归经** 』
性温、味甘，无毒，
归脾、肾经

认识羊肉

食 材 功 效

❶羊肉较牛肉的肉质要细嫩，容易消化，高蛋白，低脂肪，含磷脂多；它较猪肉和牛肉的脂肪含量都要少，胆固醇含量少，是冬季防寒温补的美味之一。
❷羊肉营养丰富，对肺结核、气管炎、哮喘、贫血、产后气血两虚、腹部冷痛、体虚畏寒、营养不良、腰膝酸软、阳痿早泄以及虚寒病症均有很大裨益。

❸羊肉具有补肾壮阳、补虚温中等作用，男士适合经常食用。

『葱爆羊肉片』

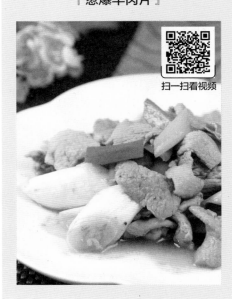

扫一扫看视频

适 合 人 群

一般人群均可食用，尤其适宜体虚胃寒者。但有发热、牙痛、口舌生疮、咳吐黄痰等上火症状者不宜食用，肝病、高血压、急性肠炎或其他感染性疾病患者不宜食用。

烹 饪 指 南

❶羊肉中有很多膜，切丝之前应先将其剔除，否则成品吃起来难以下咽。
❷煮制羊肉时放些葱、姜、孜然等佐料，可去膻味。

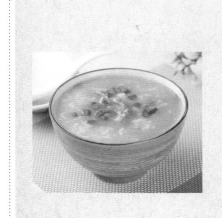

实 用 小 偏 方

❶羊肉与山药加豆浆一起熬汤，可以补气养血，特别适宜气血虚弱的人。
❷羊肉熬粥，适用于气血亏虚型痛经。
❸羊肉和枸杞一起熬汤，适用于肾阳不足所致的腰膝酸软、筋骨无力等症。

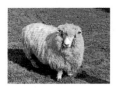

◎林肯羊

体质结实，体躯高大，结构匀称。无角，头长颈短，前额有绺毛下垂，背腰平直。

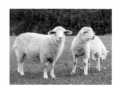

◎无角陶赛特羊

具有早熟、生长发育快、全年发情等特点。公羊、母羊均无角，颈粗短，体躯长。

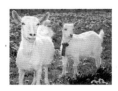

◎马头山羊

马头山羊公、母羊均无角，头形似马，性情迟钝，俗称"懒羊"。

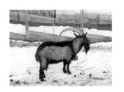

◎成都麻羊

被毛呈棕红色，单根毛纤维上、中、下段颜色分别为黑、棕红、灰黑色，故名麻羊。大多有角、髯，背腰宽平，四肢粗壮。

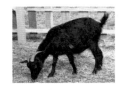

◎雷州山羊

雷州山羊多为黑色，角蹄则为褐黑色，也有少数为麻色及褐色。面直，额稍凸，有角，耳中等大，向两边竖立开张，颌下有髯。

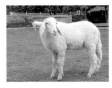

◎大尾寒羊

被毛同质性好、羔皮轻薄、肉质好。性情温顺，四肢粗壮，蹄质结实。毛股洁白、光泽好，毛股弯曲由大浅圆形到深弯曲构成。

◎高腿小尾寒羊

个体高大，体型结构匀称，毛白色，鼻梁隆起，耳大下垂，尾尖上翻。胸部宽深，肋骨开张，背腰平直，体躯长呈圆筒状。

◎夏洛莱羊

夏洛莱被毛同质，白色。无角，脸部皮肤呈粉红色或灰色，有的带有黑色斑点。额宽，眼眶距离大，耳大，颈短粗，肩宽平。

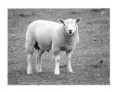

◎德克赛尔羊

公、母羊均无角，耳短，头及四肢无羊毛覆盖，仅有白色的发毛，头部宽短，鼻部黑色。背腰平直，肋骨开张良好。

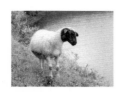

◎杜泊羊

分为白头和黑头两种。体躯呈独特的桶形,无角,头上有短、暗、黑或白色的毛,体躯有短而稀的浅色毛。

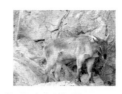

◎鲁山牛腿山羊

鲁山牛腿山羊被毛呈白色,富有光泽,体质结实,骨骼粗壮,肌肉丰满。公、母羊都有角,蜡黄色,鼻梁隆起,耳小竖立。

◎贵州白山羊

白色短毛,体型中等,大部分有角,角向同侧后上外扭曲生长。腿较短,背宽平,体躯较长大丰满,后躯发育良好。

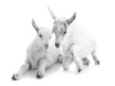

◎波德代羊

公、母羊均无角,全身被毛白色,鼻镜、嘴唇、蹄冠为褐色。体质结实,结构匀称。头大小中等,颈宽厚,鬐甲宽平。

◎边区莱斯特羊

边区莱斯特羊体质结实,体型结构良好,体躯长,背宽平。公、母羊均无角,鼻梁隆起,两耳竖立,头部及四肢无羊毛覆盖。

◎考力代羊

皮肤无皱褶,被毛白色。头、耳、四肢带黑斑,嘴唇及蹄为黑色。头宽而大,额上覆盖着羊毛,大多数无角,个别公羊有小角。

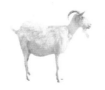

◎黄淮山羊

黄淮山羊骨骼较细,鼻梁平直,面部微凹,下颌有髯。分有角和无角两个类型,颈中等长,胸较深,肋骨拱张良好。

◎萨福克羊

萨福克羊体格大,头短而宽,鼻梁隆起,公、母羊均无角,深且宽厚,胸宽,背、腰和臀部长宽而平。肌肉丰满,后躯发育良好。

◎波尔山羊

波尔山羊毛色为白色,头颈为红褐色,并在颈部存有一条红色毛带。四肢短而强健,后躯丰满,繁殖力强,一般两年可产三胎。

羊肉选购

◎买羊肉时，根据颜色、外观、气味可以判断其品质优劣。

❶观外形：好的羊肉肉壁厚度在4~5厘米，有添加剂的2厘米左右。

❷看颜色：一般无添加的羊肉色呈清爽的鲜红色，有质量问题的肉质呈深红色。

❸闻气味：正常羊肉有一股很浓的羊膻味，有添加剂的羊膻味很淡且带有臭味。

羊肉储存

◎羊肉在常温下存放过久，会受到微生物的污染而产生各种变化，以致腐败。为防止羊肉变质，可采用以下保存方法：

❶腌渍储存法：可放少许盐腌渍两天，即可保存10天左右。

❷冰箱冷冻法：用塑料薄膜包裹起来，排除空气，以-15℃以下的温度密闭冷冻，这样，至少半年内可以保持新鲜。

羊肉清洗

◎羊肉的几种清洗方法：

❶淘米水清洗法：先冷水冲洗，再用淘米水浸泡即可。

❷米醋清洗法：先把羊肉肥、瘦分割，剔去脂肪膜，再把肥、瘦肉分开漂洗。切块放入水中，加米醋，煮沸捞出烹调即可。

羊肉切法

◎羊肉要逆着肉的纹理切，刀和肉的纹理呈90°垂直，切出来的肉片纹路呈井字状，烹熟后才咬得动。

羊肚

Sheep belly

● 食用量 ●
每次约50克

『羊肚简介』 羊肚为牛科动物山羊或绵羊的胃，是羊内脏中的佳品，具有丰富营养。与冬笋一起爆炒，便成了享誉大江南北的闽菜，脆而不硬，酸甜可口。

『营养成分』 含蛋白质、脂肪、糖类，以及灰分、钙、磷、铁、维生素B_1、维生素B_2等。

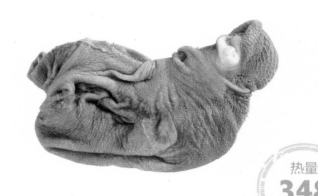

热量
348
千焦/100克

『别名』
羊胃

『性味归经』
性温，味甘，
入脾、胃经

认识羊肚

食材功效

羊肚具有健脾补虚、益气健胃、固表止汗之功效，用于虚劳羸瘦、不能饮食、消渴、盗汗、尿频等症的食疗。

适合人群

一般人群均可食用，尤适宜体质羸瘦之人食用。

烹饪指南

❶羊肚丝煮汤前,最好用开水氽烫,可以去掉表面的黏液,口感更好。
❷煨汤时,羊肚不能久煮,不然口感会越变越硬。

实用小偏方

❶羊肚1个,煮熟后空腹食用,可治胃虚消渴。
❷羊肚1个洗净,黑豆50克,黄芪30克,同煮汤,熟后捞去黄芪药渣,加适量油盐调味食用,可治体虚多汗。

美味菜肴

『尖椒炒羊肚』

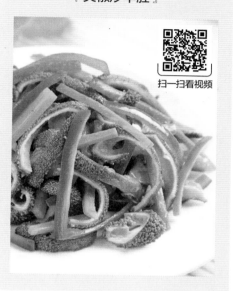

扫一扫看视频

羊肚选购

◎宜选购有弹性,组织坚实的羊肚。挑选羊肚时要闻其味道,有异味的不要选购。

羊肚储存

◎将羊肚切块,用保鲜膜包裹好,放进冰箱的冷藏层,一般可保存两个星期左右。

羊肚清洗

◎羊肚不易清洗,可用以下的清洗方法:
羊肚一般由四个部分组成,需要在每个胃囊上开一小口,将其翻过来,先用盐、碱、醋等反复搓洗,再用清水彻底清除内容物,直至洗净为止。进行烹制前可在放有花椒的开水中氽一下,除去异味。

兔肉

Rabbit

● 食用量 ●
每次约80克

『 别名 』
月精、跳猫子、
舍舍迦、卯畜

『 性味归经 』
性凉，味甘，
入肝、脾、大肠经

『 兔肉简介 』 兔肉包括家兔肉和野兔肉两种。兔肉纤维细，味鲜美，是高蛋白、低脂肪、少胆固醇的食物，既有营养，又不会令人肥胖。

『 营养成分 』 含蛋白质，糖类，赖氨酸、烟酸、卵磷脂、钾、钙、钠等。

热量
408
千焦/100克

认识兔肉

食 材 功 效

❶兔肉富含大脑和其他器官发育不可缺少的卵磷脂，有健脑益智的功效。

❷经常食用兔肉可保护血管壁，阻止血栓形成，对高血压、冠心病、糖尿病患者有益处；能保护皮肤细胞活性，维护皮肤弹性。

一般人群均可食用，是老人、妇女、肥胖者和肝病、心血管病、糖尿病患者的理想肉食。但孕妇及经期女性、有明显阳虚症状的女子、脾胃虚寒者不宜食用。

要除去兔的臭腺，即位于外生殖器背面两侧皮下的白鼠鼷腺，否则会使兔肉难以下咽；烹制时要多放油，因兔肉瘦多肥少；选用配料时，不宜选用燥热性的；除此外，烹饪时一龄兔的肉质最好，可以煎、炒、炸、蒸。

『兔肉萝卜煲』

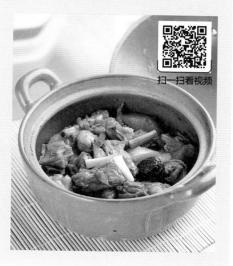

扫一扫看视频

兔的种类

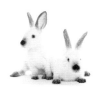

◎加利福尼亚兔
体躯被毛白色，耳、鼻端、四肢下部和尾部为黑褐色，俗称"八点黑"。眼睛红色，颈粗短，耳小直立，体型中等。

◎塞北兔
塞北兔的毛色以黄褐色为主，其次是纯白色和少量黄色。一耳直立，一耳下垂，或两耳均直立或均下垂。颈粗短，体躯匀称。

◎公羊兔
公羊兔因其两耳长宽而下垂，头形似公羊而得名。被毛颜色以黄色者居多。头粗糙，眼小，颈短，背腰宽，臀圆，骨粗。

129

◎青紫蓝兔

因毛色类似珍贵毛皮兽"青紫蓝绒鼠"而得名，是世界著名的皮、肉兼用兔种。被毛整体为蓝灰色，眼睛为茶褐色或蓝色。

◎虎皮黄兔

标准型兔全身毛色为栗黄色，体型紧凑。中型兔全身毛色为深黄色，头粗壮，脑门宽圆，耳长直立，背腰宽长，体质结实。

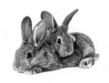

◎华南兔

华南兔又叫山兔、短耳兔、糙毛兔、野兔等。尾短，后足长8～11厘米，耳短；体毛粗，背毛中针毛稍粗硬，手抚摸有粗硬感。

◎哈尔滨大白兔

哈尔滨大白兔被毛白色，眼呈红色，头大小适中，耳大直立，耳尖钝圆，肌肉丰满，四肢健壮，结构匀称。繁殖力高，生长快，耐粗食，适应性强，遗传性稳定，能年产6~7窝，平均产仔883只。

◎新西兰兔

新西兰兔体型中等，全身结构匀称，发育良好，被毛白色浓密。兔头粗短，额宽，眼呈粉红色，两耳宽厚、短而直立。颈粗短，腰肋丰满，背腰平直，后躯圆滚，四肢较短，健壮有力，脚毛丰厚，适于笼养。

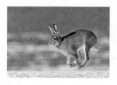

◎比利时兔

比利时兔体型外貌酷似野兔，被毛呈深红带黄褐色或胡麻色，体型大，体躯及四肢长。眼呈黑褐色，耳大长、直立，耳边有光亮黑色毛边。尾内侧为黑色，被毛质地坚韧。

兔肉选购

◎买兔肉时，根据颜色、气味、软硬度等可以判断其品质优劣。

❶看颜色：新鲜的兔肉应是有光泽的，肌肉呈暗红色并略带灰色，肉质柔软，色红均匀，富有光泽，脂肪洁白或淡黄色。暗淡无光的兔肉则为不新鲜的，不推荐购买。

❷闻气味：品质良好的兔肉，带有正常的肉的味道，而不是酸或臭的味道，则可以选购。

❸摸软硬：新鲜的兔肉，其肌肉组织应是有一定弹性的，外表微干或有风干的膜，不黏手，用手指按压后很快就能恢复。

兔肉储存

◎兔肉如果在常温下存放过久，就会受到微生物的污染而产生各种变化，以致腐败，为防止其变质，可采用以下方法进行保存：

❶冰箱冷冻法：对于鲜兔肉，如果需要长时间保鲜，需要把兔肉清洗干净，剔去筋膜，剁成大块，加上料酒调拌均匀，分成小份，用保鲜袋装好，放入冰箱冷冻保存。食用时取出自然化冻即可。

❷腌制法：用小火把盐炒一炒（不放油），变色后加入花椒、干辣椒，之后涂抹在兔肉上，腌制10天，之后将兔肉挂到通风处，可保存很久。

兔肉清洗

◎首先要将屠宰取皮后的兔肉用流动的清水清洗干净，然后再用清水浸泡。浸泡可以去除兔肉中的酸性物质，提高口感。大约浸泡4小时后，捞出洗净，沥干水后备用。

兔肉切法

◎兔肉很细嫩，肉中几乎没有筋络，必须顺着纤维纹路切，加热后才能保持菜肴的形态整齐美观，进而增加食欲。

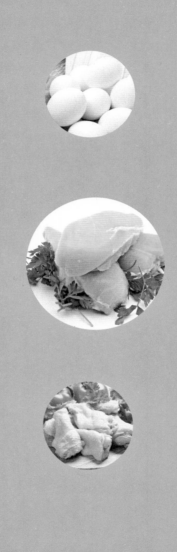

PART 3

禽 蛋 类

禽类包括鸡、鸭、鹅、鹌鹑、鸽等，它们所产的蛋，如鸡蛋、鸭蛋、鹅蛋，以及加工后的松花蛋、咸蛋，也是大家常见的副食品，具有较高的营养价值，被列为滋补食品和食疗佳品。本章收录了常见禽类及蛋类，具体阐述它们的营养价值、品种分类、烹饪制作等方面的知识。

鸡肉

Chicken

● 食用量 ●
每次约100克

『鸡肉简介』 在我国，鸡肉是比较常见的肉类。鸡肉的肉质细嫩，滋味鲜美，适合多种烹调方式。

『营养成分』 含蛋白质，维生素A、维生素C，钾、磷、钠、镁、烟酸，脂肪等。

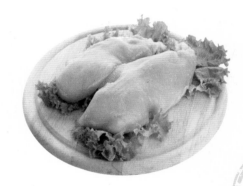

热量
668
千焦/100克

『别名』
酉禽、司晨、
烛夜、知时畜

『性味归经』
性微温，味甘，
入脾、胃经

认识鸡肉

食材功效

❶现代研究认为，鸡肉中氨基酸的组成方式与人体需要的十分接近，同时它所含有的脂肪酸多为不饱和脂肪酸，极易被人体吸收。

❷鸡肉含有的多种维生素、钙、磷、锌、铁、镁等成分，也是人体生长发育所必需的，对儿童的成长有重要意义。

一般人群均可食用，老人、病人、体弱者更宜食用。感冒发热、内火偏旺、痰湿偏重、肥胖症者，以及患有热毒疖肿、高血压、血脂偏高、胆囊炎、胆石症的人忌食；感冒伴有头痛、乏力、发热的人忌食鸡肉、鸡汤。

❶杀鸡时，水温80℃左右即可，用这个温度的水烫鸡，易拔毛且又不损皮。

❷鸡屁股是淋巴腺体集中的地方，含有多种病毒、致癌物质，不可食用。

❸ 烹饪后再将鸡肉去皮，不仅可减少脂肪摄入，还可保证鸡肉味道鲜美。

『 麻辣干炒鸡 』

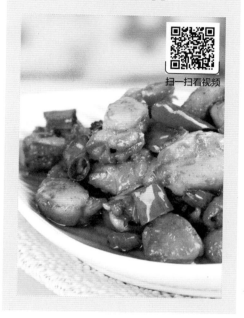

扫一扫看视频

❶用乌鸡肝1个，切细，以豉和米煮鸡肝成粥吃下，可治遗尿。

❷鸡1只，水发冬菇20克，加入姜汁、食盐等，隔水蒸熟食用，有防癌、防治心血等病的功效。健康人常食之，能使皮肤光泽、面色红润。

鸡的种类

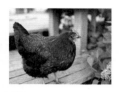

◎土鸡

由于品种间相互杂交，因而鸡的羽毛色泽有黑、红、黄、白、麻等。头很小，体型紧凑，胸腿肌健壮，爪细；冠大直立，色泽鲜艳。

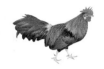

◎仙居鸡

头部适中，颜面清秀。耳叶椭圆形。肉垂薄，中等大小，鲜红色。眼睑薄，虹彩多呈橘黄色，也有金黄、褐、灰黑等色。

◎泰和乌鸡

披白色丝状绒毛；缨头，头的顶端有白色直立细绒毛；毛腿，两腿外侧长有丛状绒羽，俗称裙裤；乌皮，皮肤、眼、嘴、爪均为黑色。

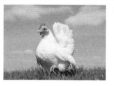

◎白羽鸡

该鸡全身羽毛均为白色，体形呈丰满的元宝形；单冠，冠叶较小，冠、脸、肉垂与耳叶均为鲜红色；皮肤与胫部为黄色。

◎三黄鸡

全身羽毛黄色，喙为黄色，单冠，冠与肉垂呈鲜红色，眼睑薄，虹彩呈橘黄色。体型紧凑小巧，背平直，尾羽高翘，状如元宝。

◎皖南黄鸡

皖南黄鸡的外貌随系别的不同而不同，麻色系以羽毛麻色为主要特征，乌骨系以羽毛黄色，乌皮、乌骨为主要特征，羽毛为片羽。

◎北京油鸡

体躯中等，羽色美观，主要为赤褐色和黄色羽色。赤褐色者体型较小，黄色者体型大。具有冠羽和胫羽，有的个体还有趾羽。

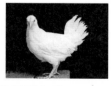

◎星布罗肉鸡

星布罗肉鸡羽毛白色，耳叶红色。喙、胫、趾及皮肤黄色。公鸡为豆冠或单冠，羽毛紧密；母鸡为单冠，羽毛蓬松。

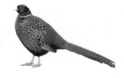

◎野鸡

体型较家鸡略小，但尾巴却长得多。雄鸡羽色华丽，颈部都有白色颈圈。雌鸡的羽色暗淡，大都为褐和棕黄色；尾羽也较短。

鸡肉选购

◎买鸡肉时，根据眼睛、色泽、软硬度等可以判断其品质优劣。

❶**看眼睛**：新鲜鸡肉眼球饱满；次鲜鸡肉，眼球皱缩凹陷，晶体稍显混浊；变质鸡肉，眼球干缩凹陷，晶体明显浑浊。

❷**看色泽**：新鲜鸡肉的肉质排列紧密，颜色呈干净的粉红色而有光泽；皮呈米色，有光泽和张力，毛囊凸出。

❸**摸软硬**：新鲜的鸡肉，形体健硕，腿上的肌肉摸上去结实，有凸起的胸肉。

鸡肉储存

◎买来的鸡肉如果一时吃不完，为防变质，可采用以下方法进行保存：

❶**通风储存法**：将鸡肉切块，用保鲜袋包好，放在背阴的窗外。一般适用于冬天气温低的时候自然冷冻保存。

❷**冰箱冷冻法**：把鸡擦干，用保鲜膜包裹后放入冰箱冷冻室内，一般可保鲜半年之久。

❸**腌制储存法**：在鸡肉上撒盐，室温下放置。如果气温比较高，就需要多放一点盐。这种方法可以保存鸡肉过夜。

鸡肉清洗

◎鸡肉可采用以下几种实用的清洗方法进行彻底清洗：

◎啤酒清洗法

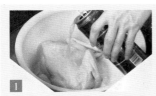

1 将鸡放进盆里，加入少许食盐，倒入半罐啤酒。

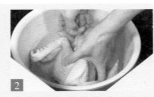

2 把鸡屁股仔细清洗干净。

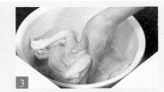

3 将备好的啤酒均匀地抹遍鸡的全身。

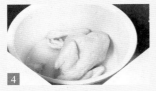

4 静置15～20分钟。

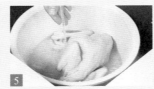

5 加入清水搓洗。

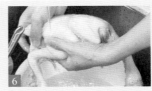

6 将鸡放在流水下冲洗干净，沥干水分即可。

◎可乐清洗法

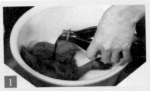

1 取整只乌鸡，放在盆里，倒入半瓶可乐。

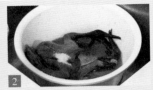

2 再加入少许食盐。

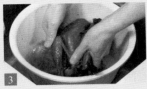

3 浸泡15分钟左右后，用手搓洗乌鸡表面。

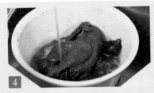

4 加入清水漂洗。

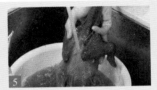

5 将乌鸡放在流水下冲洗2~3遍。

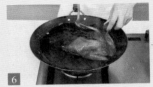

6 放在沸水锅里汆烫，捞出来，沥干水分即可。

◎汆烫清洗法

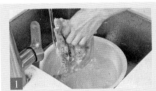

1 将宰杀好的鸡放在流水下轻轻冲洗。

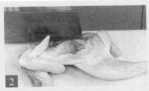

2 把鸡油和脂肪切除。

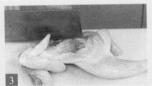

3 切成小块，放入热水锅中汆烫，捞起后沥水即可。

◎鸡肉较嫩，只有顺着肌纤维的纹路切才能保持其形状。具体有以下几种改刀方法：

◎整鸡分割

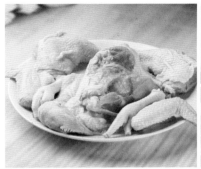

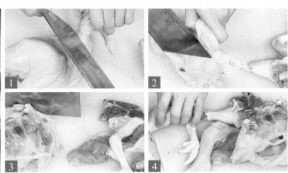

①取洗净的整只鸡，将两只翅膀切掉。
②再将鸡的两个鸡腿也切掉。
③把鸡胸肉切下，从鸡身上切掉脖子。
④将鸡腿切断，成鸡腿和鸡爪，再切除趾甲即可。

◎整鸡脱骨

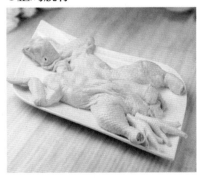

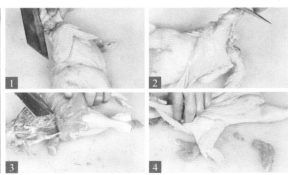

①剁下鸡爪、脚趾、鸡屁股，在鸡脖处开一道口子。
②将脖颈骨与肉分离，斩掉鸡头，顺着刀口往下切。
③把鸡翅骨与鸡肉分离，再将鸡背上骨与肉分离。
④将肉皮褪到鸡腿处，分离出鸡腿骨，再整理即可。

◎切块

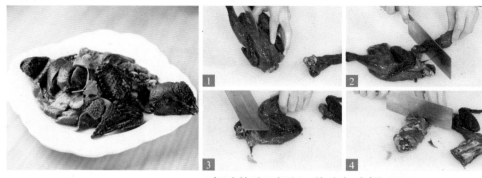

①把鸡的脖子斩断，将鸡身对半切开。
②将腹内清洗干净，将鸡脖切小块，再切下鸡翅。
③把鸡腿肉切下，待用。
④将去除其他部位的鸡身、鸡腿切块即可。

◎切丝

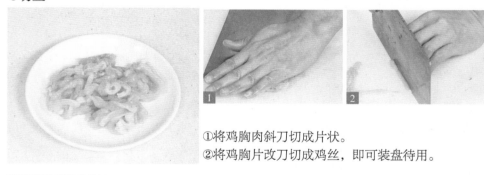

①将鸡胸肉斜刀切成片状。
②将鸡胸片改刀切成鸡丝，即可装盘待用。

◎鸡腿脱骨

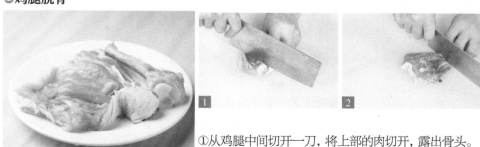

①从鸡腿中间切开一刀，将上部的肉切开，露出骨头。
②将下部骨头敲断成两截，取下骨肉与鸡腿肉装盘。

鸡爪

Chicken feet

● 食用量 ●
每次约60克

『鸡爪简介』 鸡爪，顾名思义，是鸡的脚爪，可供食用。在南方，鸡爪能做成多种上档次的名菜，烹饪方法较多。

『营养成分』 含蛋白质，糖类，维生素A、钠、钾、磷、钙、硒等。

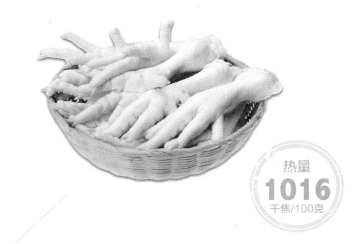

热量
1016
千焦/100克

『别名』
鸡掌、凤爪、凤足

『性味归经』
性温，味甘

认识鸡爪

食材功效

鸡爪的营养价值颇高，含有丰富的钙质及胶原蛋白，多吃不但能软化血管，降低血压，降低人体内血脂和胆固醇含量，同时具有美容功效。

一般人都适宜食用，尤其适宜有消瘦、免疫力低下、记忆力下降、贫血、水肿等症状的人群；适宜出现头晕、乏力、易倦、耳鸣、眼花、皮肤黏膜及指甲颜色苍白者；有骨质疏松、心悸症状的人群也可以食用。

常用于煮汤，也宜卤、酱，如卤鸡爪、酱鸡爪。质地肥厚的还可煮熟后脱骨拌食，如椒麻鸡掌、拆骨掌翅，皆脆嫩可口。

『 芡实苹果鸡爪汤 』

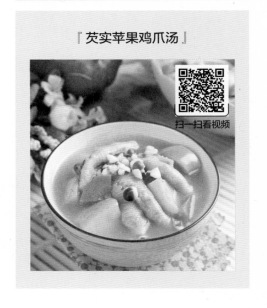

扫一扫看视频

鸡爪选购

◎可从颜色和软硬度辨别其品质优劣。

❶**看颜色**：选购鸡爪时，要求鸡爪的肉皮色泽白亮并且富有光泽。

❷**摸软硬**：新鲜鸡肉质地紧密，有弹性，表面微干或略显湿润。

鸡爪储存

◎鸡爪最好趁新鲜制作成菜，一般放冰箱内可保鲜1～2天不变质。如果需要长期保存生的鸡爪，可把鸡爪洗净，在表面涂抹上少许料酒，用保鲜膜包裹起来，冷冻保存即可。

鸡爪清洗

◎鸡爪在南方被称为凤爪，常被用来做成名菜，它的清洗是有讲究的。

❶**碱粉清洗法**：用碱将鸡爪搓洗掉小茧块，入开水锅内煮约3分钟，取出洗净即可。

❷**漂洗法**：要去除鸡爪的土腥味，可以对鸡爪漂洗。鸡爪漂洗后，要浸泡处理。浸泡时，最好放入有适量葱姜、料酒的清水中，浸泡3~4小时后捞出，漂洗沥干备用。

◎鸡爪的切法，常见的有脱骨和整只分割两种。

◎脱骨

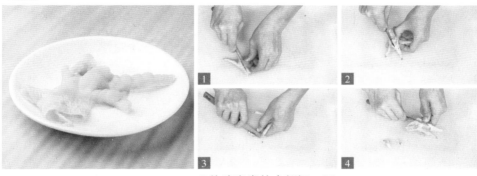

①从鸡脚掌的中部切一刀。
②用小刀将鸡脚掌的骨与皮肉分离。
③将趾尖切除。
④将鸡脚筋与皮肉分离，去掉鸡脚骨即可。

◎整只分割

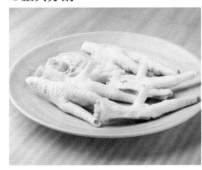

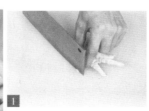

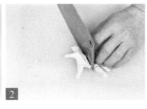

①取洗净的鸡爪一个，切去趾尖。
②从鸡爪中间切一刀，将鸡爪一分为二即可。

鸡翅

Chicken wings

● 食用量 ●
每次2个

『鸡翅简介』 鸡翅即鸡翼，俗称鸡翅膀，是整个鸡身最为鲜嫩可口的部位之一，常见于多种菜肴或小吃中，常见如可乐鸡翅等。

『营养成分』 含蛋白质，糖类，视黄醇、维生素A、磷、钾、钠、硒等。

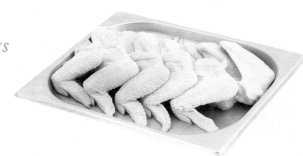

热量
776
千焦/100克

『别名』
鸡翼、大转弯

『性味归经』
性温，味甘，
入脾、胃经

认识鸡翅

食 材 功 效

❶中医认为鸡翅有温中益气、补精添髓、健胃等功效。

❷鸡翅含有大量可强健血管及皮肤的成胶原及弹性蛋白等，对于血管、皮肤及内脏有很好的养护效果。

❸鸡翅膀内所含的维生素A含量远超过青椒，对视力、上皮组织及骨骼的发育、精子的生成和胎儿的生长发育都起着很重要的作用。

一般人群均可食用，尤其适合老年人和儿童，以及感冒发热、内火偏旺、痰湿偏重之人。但患有热毒疖肿、高血压、血脂偏高、胆囊炎、胆石症者忌食。

❶烹制鸡翅时，多用鸡膀，翅尖斩下，供煮汤用。

❷鸡翅适宜烤、卤、烧、酱，如烤鸡翅、红烧鸡翅、酱鸡翅，也可做汤用。

❸烤鸡翅前最好腌渍超过30分钟。

❹烹调翅膀肉时，应以慢火烧煮。

『香辣鸡翅』

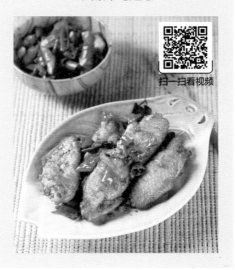

扫一扫看视频

鸡翅的分类

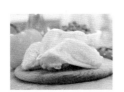

◎翅座

靠近鸡脊背处的鸡翅，连接鸡体至鸡翅的第一关节处，肉质较多。

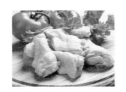

◎翅中

中间一节通常称作翅中或翅根，它的胶原蛋白含量丰富，可让人保持皮肤光泽。

◎翅尖

鸡翅上最后尖细的一节称为翅尖，鸡翅第一关节处至膀尖，骨多肉少。

鸡翅选购

◎新鲜鸡翅的外皮色泽白亮或呈米色，并且富有光泽，无残毛及毛根，肉质富有弹性，并有一种正常的鸡肉鲜味。颜色发白，水分大，肉质坚实的鸡翅可能经过化学处理，最好不要购买。

鸡翅储存

◎买来的鸡翅一时吃不完，可采用以下适合家庭使用的储存方法：

❶**冰箱冷藏法**：鸡翅容易变质，不用时要马上放入冰箱的冷藏层保存。

❷**冰箱冷冻法**：可把剩下的生鸡翅加工成熟，用保鲜膜包裹好，再放进冰箱冷冻区进行保存，可长期保存。

鸡翅清洗

◎鸡翅可以用盐水清洗法来清理：

◎盐水清洗法

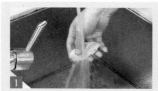

1 用清水将鸡翅冲洗一遍。

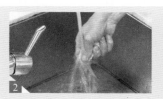

2 用手揉捏鸡翅各个部分，仔细清洗。

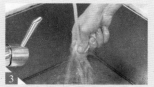

3 将洗净的鸡翅放入小碗中，撒适量的盐。

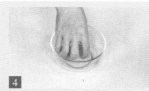

4 把鸡翅上的盐抹匀。

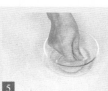

5 用手揉捏鸡翅。

6 将揉捏好的鸡翅用清水冲洗干净即可。

◎鸡翅改刀后既便于烹饪入味，又便于夹取食用，其切法主要有脱骨、切块等。

◎脱骨

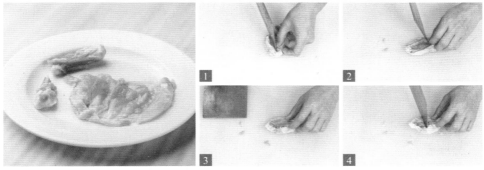

①取一只洗净的鸡翅中，从中间顺着鸡骨切一刀。
②用刀将筋肉切断。
③将鸡肉撑开，露出鸡骨。
④在鸡翅约1/3处，把翅膀弄断，将翅骨与翅肉分离即可。

◎切块

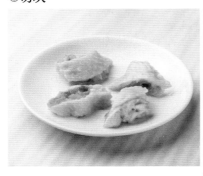

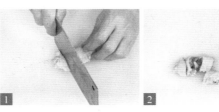

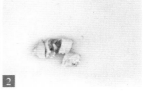

①取洗净的鸡翅中，在如图所示的位置下刀，将其切块。
②依次切均匀的块状，把整段鸡翅切完即可。

鸡胗

Chicken gizzards

『鸡胗简介』 鸡胗是鸡杂之一，形扁圆，外有筋膜，内有肫皮，两侧为肫肉。其肉为紫红色，质韧，熟后脆嫩。宜制冷、热菜肴，韧脆适中，口感好。

『营养成分』 含糖类、蛋白质、纤维素以及维生素A、维生素E、镁、铁、磷等。

● 食用量 ●
每次约50克

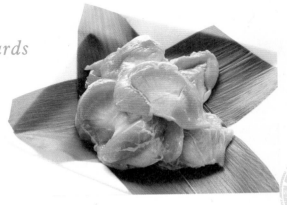

热量
472
千焦/100克

『别名』
鸡肫、鸡胃、鸡内金

『性味归经』
性涩，味甘平，
入脾、胃、
小肠、膀胱经

认识鸡胗

食材功效

❶鸡胗含有多种氨基酸和有机酸，能消除疲劳、宁神安眠。

❷鸡胗主要含有胃激素、角蛋白、氨基酸等成分，可增加胃液分泌量和增强胃肠消化能力，加快胃的排空速度等作用。

❸鸡胗也是补铁的最佳食品，对于缺铁的人士来说是

一个很好的选择。

『西芹拌鸡胗』

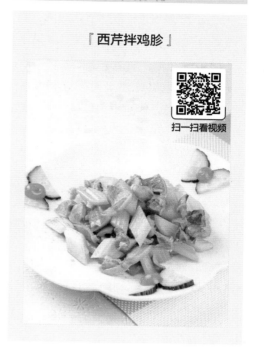

扫一扫看视频

适 合 人 群

一般人群均可食用，尤其适宜消瘦、
免疫力低、记忆力下降、贫血、水肿
等症状的人群，以及生长发育停滞的
儿童。

烹 饪 指 南

❶鸡胗质韧，熟后脆嫩。宜制冷、热
菜肴，韧脆适中，口感好，常用于
炸、爆、卤等。
❷鸡胗旺火爆炒时，时间不宜久。爆
炒时，也不宜用小火，否则会失去滑
嫩感。

实 用 小 偏 方

❶鸡胗放在锅里微火焙干，研成细末服食，用于消化不良、遗精、盗汗等
症，效果极佳。
❷用鸡胗、玉米须各50克，煎1碗汤1次服下，一日2～3次，连服10天，治
胆、肾、尿道结石。
❸把鸡胗皮晒干，碾成粉，用勺子送食，1次1勺，一日2次，开水直接服
用，可以缓解肾结石症状。也可将金钱草和鸡胗皮一起熬成水喝，此方对
于化结石、溶结石具有很好的功效。

鸡胗选购

◎新鲜的鸡胗富有弹性和光泽，外表呈红色或紫红色，质地坚实而厚；不新鲜的鸡胗呈黑红色，无弹性和光泽，肉质松软，不宜购买。

鸡胗储存

◎新鲜的鸡胗购买后不宜长时间保存，最好在2天内食完。如果需要长期保存，需要把鸡胗刮洗干净，放入清水锅内煮至近熟，捞出用冷水过凉，沥干水分，用保鲜袋包裹成小包装，放冰箱冷冻室内冷冻保存，食用时取出，自然化冻即可。

鸡胗清洗

◎鸡胗内部较难清理，可选用以下清洗方法进行彻底清理：

❶**食用油清洗法**：先剥除鸡胗外层的油，要剥干净，然后对中间横切一刀，把鸡内金连同鸡胗里的沙一起剥除（此过程不可沾水，一沾水鸡内金就很难剥干净了）。然后冲洗一下，倒少许油抓一抓（色拉油就可以），再冲洗干净就行了。

❷**盐水清洗法**：把鸡胗从内到外翻过来，用盐水来清洗，这样效果会比较好一点的，洗干净后再用清水冲洗几遍即可。

❸**汆烫清洗法**：买回来的鸡胗用清水泡半小时，有效去除血水和异味。浸泡的过程中清洗一次，去除没有清理干净的内皮，也就是中药说的鸡内金，然后换水继续浸泡。锅内放水烧开后，将洗好的鸡胗汆水后捞出，沥干水分备用。

鸡心

Chicken heart

● 食用量 ●
每次约40克

『别名』
无

『性味归经』
性温，味甘，
入脾、胃经

『鸡心简介』 鸡心，为鸡的心脏部分，鸡杂之一。色紫红，形呈锥形、质韧，外表附有油脂和筋络。旧时岭南一带苗民以鸡心为待客上品。

『营养成分』 含蛋白质、脂肪，以及维生素A、维生素C、烟酸、磷、钾、钠、视黄醇等。

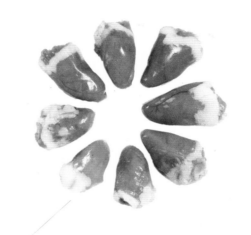

热量
688
千焦/100克

认识鸡心

食材功效

❶鸡心富含脂肪，能维持体温、保护内脏、增加饱腹感。

❷鸡心富含蛋白质，具有维持钾钠平衡、消除水肿、提高免疫力、调低血压、改善贫血的效果，有利于生长发育。

❸鸡心富含铜，铜是人体健康不可缺少的微量营养

素，对于血液、中枢神经、免疫系统、头发、皮肤、骨骼组织、脑和肝、心等内脏的发育及功能有重要影响。

『花甲炒鸡心』

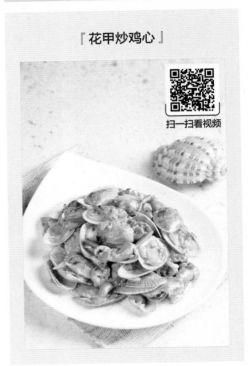

扫一扫看视频

适 合 人 群

一般人群均可食用。

烹 饪 指 南

❶烹制鸡心宜炒、爆、熘、炸、卤，常与鸡肝同用。
❷鸡心上面如果有比较多的脂肪，要剪去一些，不然做菜会很油腻。
❸鸡心煮制的时间过长，会让体积变小，并且变硬，口感不好，所以要选用浸泡的方式使它入味。

鸡心选购

◎品质良好的鸡心，色紫红，形呈锥形，质韧，外表附有油脂和筋络。

鸡心储存

◎先将鸡心处理干净，放进保鲜袋里，密封好后放入冰箱冷冻区中保存，可保存半个月左右。

◎鸡心清洗后才能用于各种烹饪，推荐以下这种实用的清洗方法进行清理：

◎面粉清洗法

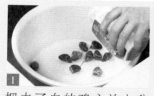
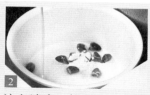
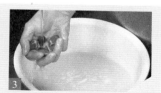

1 把去了血的鸡心放入盆中，加入少许面粉。

2 注入清水，搅匀，浸泡约10分钟后，搓洗鸡心。

3 用清水冲洗鸡心，沥干水即可。

鸡心切法

◎切鸡心可以打十字花刀。

◎打十字刀

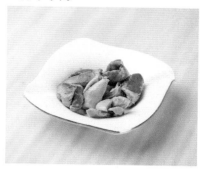
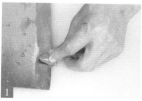
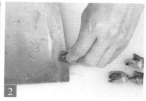

①取洗净的鸡心，平放，横向切至底部，不要切断。

②将鸡心旋转90°，再用平刀切开成十字形即可。

鸭肉

Duck

● 食用量 ●
每次约80克

『鸭肉简介』 鸭，又名"凫"，别称"扁嘴娘"，用它做出的美味很多，比如北京烤鸭、南京板鸭、江南香酥鸭等，均是宴会的名菜。

『营养成分』 含蛋白质，糖类，B族维生素、维生素A，钾、钠、铁，脂肪等。

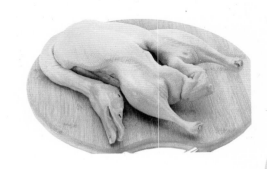

热量
960
千焦/100克

『别名』
真鸭、扁嘴娘、
仙凫、减脚鹅

『性味归经』
性凉，味甘、咸，
入脾、胃、肺、肾经

认识鸭肉

食材功效

❶中医认为，鸭肉具有滋五脏之阴、清虚劳之热、补血行水、养胃生津、止咳息惊等功效。
❷现代医学研究认为，经常食用鸭肉，除能补充人体必需的多种营养成分外，对一些低烧、食少、口干、大便干燥和有水肿的人也有很好的食疗效果。

一般人群均可食用，尤其适合体内有热、上火的人；发低热、体质虚弱、食欲不振、大便干燥和水肿的人，食之更佳。但是，对于素体虚寒，受凉引起的不思饮食、胃部冷痛、腹泻清稀、腰痛及寒性痛经，以及肥胖、动脉硬化、慢性肠炎者应少食。

烹 饪 指 南

❶ 鸭子的毛较难除去，宰杀之前喂一些酒，可使毛孔张大，便于去毛。
❷要想使冻过的鸭肉返鲜，可将其放入姜汁中，浸泡3~5分钟，也可用鲜姜的表面涂擦其表体。

美 味 菜 肴

『红扒秋鸭』

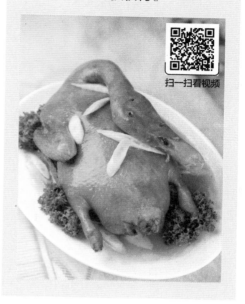

扫一扫看视频

实 用 小 偏 方

❶鸭肉和大米熬成粥，可以养阴补益、消水肿。
❷鸭子和猪脚同煮汤，食用，有养阴滋补作用，适用于四肢无力、产妇产后无乳或乳少。
❸老鸭去毛及内脏，填入大蒜头煮至烂熟，不加盐，可加少量糖，喝汤吃鸭和蒜，对于治疗肾炎浮肿有辅助作用。

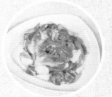

鸭的种类

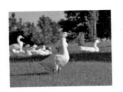

◎北京鸭

头和喙较短，颈长，体质健壮，生长快。头较大，喙中等大小，眼大而明亮，颈粗，中等长。羽毛纯白色，嘴、腿和蹼呈橘红色。

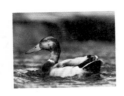

◎绍兴鸭

公鸭羽色深褐，头、颈墨绿色，主翼羽白色，喙黄色，胫、蹼橘红色；母鸭深褐羽色，头颈羽墨绿色，喙、胫、蹼橘红色。

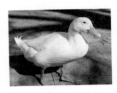

◎樱桃骨鸭

全身羽毛白色，少数有零星黑色杂羽。胫、蹼橘红色。体型硕大，公鸭头较大，颈粗短，脚较短；体躯呈长方块形，体躯倾斜度小。

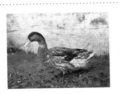

◎狄高鸭

雏鸭红羽黄色，脱换幼羽后，羽毛白色。头大稍长，颈粗，背长阔，胸宽，体躯稍长，尾稍翘起；喙黄色，胫、蹼橘红色。

◎天府肉鸭

体型硕大丰满。羽毛洁白，喙、胫、蹼呈橙黄色，母鸭随着产蛋日龄的增长，颜色逐渐变浅，甚至出现黑斑。

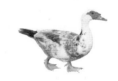

◎番鸭

体形前尖后窄，呈长椭圆形。头大颈短，嘴甲短而狭。胸部宽阔丰满，尾部瘦长。尾羽长。羽毛颜色有白色、黑色和黑白花色三种。

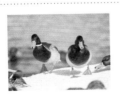

◎建昌鸭

体躯宽阔，头大，颈粗为其显著特征。公鸭羽毛墨绿色，腹部银灰色，喙黄绿色，胫、蹼橘红色。母鸭以浅褐麻雀色居多。

◎巢湖鸭

公鸭体型中等，体躯长方形，匀称紧凑，两腿结实有力，两腿后上方粉白色，称"绿头粉裆"。母鸭体型中等，呈长方形。

◎ 高邮鸭

母鸭全身羽毛褐色，有黑色细小斑点，主翼羽蓝黑色，喙豆黑色，虹彩深褐色，胫、蹼灰褐色，爪尖黑色。

156

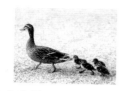

◎金定鸭

羽毛赤麻色；羽缘棕黄色；背面黑褐色釉斑自躯体前部逐渐扩大，颜色逐渐加深。颈部、喉部羽毛纤细，无黑褐色斑块。

◎奥白星鸭

雏鸭绒毛金黄色，换羽后全身羽毛白色。喙、胫、蹼均为橙黄色。成年鸭外貌特征与北京鸭相似，头大，颈粗，体躯稍长，胫粗短。

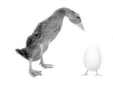

◎康贝尔鸭

体躯宽而深，紧凑结实，背平直而宽。头较小，颈中等长略粗，腹部发育良好不下垂，两翼紧附体躯。腿健壮而长度适中，骨细。

鸭肉选购

◎买鸭肉时，根据颜色、气味、软硬度等可以判断出其品质优劣。

❶看颜色：鸭肉的体表光滑，呈现乳白色，切开鸭肉后切面呈现玫瑰色。

❷闻气味：好的鸭肉香气四溢，而质量一般的鸭肉，能够闻到腥霉味。

❸摸软硬：新鲜优质的鸭肉摸上去很结实。如果摸起来松软，有黏腻感，说明鸭肉可能已变质，不应当再买。

鸭肉储存

◎买来一时吃不完的鸭肉，可放入冰箱冷冻，或者腌制保存。

❶冰箱冷冻法：鸭肉处理干净后，用袋子装好，放入冰箱冷冻室，可保持3～4天。

❷腌制保存法：在鸭肌肉上面抹上食用盐，如果气温比较高或个人口味比较重的话就需要额外的多抹一点。这样可暂时保存鸭肉不变质到第二天。

鸭肉清洗

◎鸭肉在宰杀过程中容易沾染脏物，要选取合适的方法进行彻底清理：

❶盐水清洗法：宰杀后的鸭子即刻用冷水将鸭毛浸湿，然后用热水烫。在烫鸭子的水中加入少许食盐，这样所有的鸭毛都能褪净。拔完毛之后再用清水洗净。

❷氽烫清洗法：鸭肉用清水略冲洗，斩块。锅中烧开足量的水，下入鸭肉块，氽煮2分钟出血水，倒掉血水，用清水将鸭肉冲洗干净即可。

◎切块是鸭肉改刀最常用的方法。

◎鸭肉切块

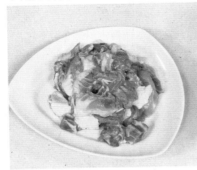

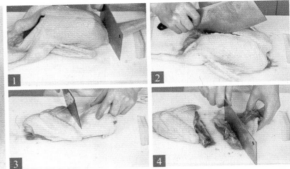

①取一只整鸭，将鸭脖斩下。

②从胸脯处下刀，将鸭肉切成两半。

③再将半边鸭肉从中间一分为二，取其中一块鸭肉改刀。

④将鸭块剁成长条形，再剁成小块状备用。

鸭掌

Duck palm

『鸭掌简介』鸭掌含有丰富的胶原蛋白。掌为运动之基础器官，筋多，皮厚，无肉。筋多则有嚼劲，皮厚则含汤汁，肉少则易入味。鸭掌是很好的减肥食品。

『营养成分』含蛋白质，糖类，维生素A、维生素B_2、烟酸、钙、磷、钾等。

● 食用量 ●
每次3只

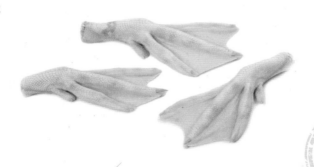

热量
600
千焦/100克

『别名』
鸭脚

『性味归经』
性凉，味甘、咸，
入胃经

认识鸭掌

食材功效

❶鸭掌多含蛋白质，低糖，少有脂肪，所以可以称鸭掌为绝佳减肥食品。

❷中医认为，鸭掌有温中益气、填精补髓、活血调经的功效。

一般人群均可食用。

❶鸭掌收拾干净后，要在掌心后切一刀，目的是切断脚筋。鸭掌如果不断脚筋，最后的成品会显得紧缩，看上去不美观。

❷鸭掌与很多做干锅的肉肉质不同，它的肉质很薄，不用炸或者煸炒，而是用卤煮让它先入味。

❸鸭掌买回来要用清水泡几个小时再煮，这样可以让煮后的鸭掌更白。

❹用鸭掌做成的卤鸭掌，皮软肉香，既是佐酒小酌的佳肴，也是啃骨族的最爱。

『 茶树菇炖鸭掌 』

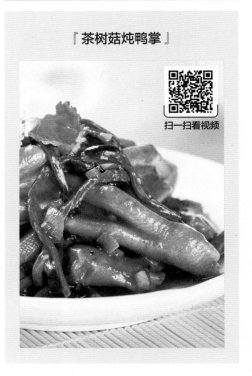

扫一扫看视频

实 用 小 偏 方

❶鸭掌与酸萝卜、魔芋炖汤，可以减肥瘦身、强身健体。

❷紫苏与鸭掌煲汤，饮服，可以美容、降压。

❸取鸭掌200克，小黄瓜2条。鸭掌先汆烫，过凉水冷却，与小黄瓜一起凉拌食用。具有美容减肥的功效。

❹鸭掌250克，芥末40。鸭掌先汆烫，过凉水冷却，与芥末一起凉拌食用。芥末鸭掌具有非常好的减肥效果。

鸭掌选购

◎鸭掌味美，挑选时可根据颜色和软硬程度判断出其品质优劣。

❶**看颜色**：质量好的鸭掌肉皮色泽白亮并且富有光泽，无残留黄色硬皮。

❷**摸软硬**：质地紧密，表面微干或略显湿润且不黏手。如果鸭掌表面发黏，则表明鸭掌存放时间过久，不宜选购。

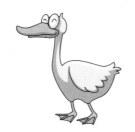

鸭掌储存

◎新鲜的鸭掌不适宜长时间冷藏保鲜，最好在1～2天内食用。如果购买的是冷冻鸭掌，则可以放入冰箱冷冻室内冷冻保存，食用时取出，自然化冻即可。

❶**酱油储存法**：秋冬季节储存鸭掌的方法是，先把酱油放入锅中煮沸，凉凉后倒入干净的盆中，把鸭掌放入盆中，使酱油没过鸭掌，然后把盆盖好。

❷**食盐储存法**：夏季存放鸭掌的方法，将鸭掌用沸水氽烫一下，凉凉后再在鸭掌上抹上适量的食盐，然后放在干净密封的器皿中，置于阴凉处。

鸭掌清洗

❶**食用碱搓洗法**：鸭掌用碱搓匀，再用清水洗净，去掉掌垫（鸭掌底部一块褐黄色硬质），放入开水锅内，煮开约3分钟取出，用清水洗净，捞出凉凉即可。

❷**盐水清洗法**：用清水将鸭掌冲洗一遍，用手揉捏鸭掌，仔细清洗。将洗净的鸭掌放入小碗中，撒适量的盐。把鸭掌上的盐抹匀，用手揉捏鸭掌。将揉捏好的鸭掌用清水冲洗干净即可。

❸**氽烫清洗法**：将鸭掌在流水下冲洗一遍，把洗净的鸭掌在沸水中氽烫一下，捞出，再用清水冲洗干净即可。

鸭舌

Tongue

● 食用量 ●
每次约50克

『鸭舌简介』 一只鸭只有一条舌头，所以鸭舌的卖价较高。同鸭脖一样，它有着特别的口感和风味，用它做出的名菜有琵琶鸭舌、烩鸭舌掌、糟鸭舌等。

『营养成分』 含蛋白质、维生素A、维生素E、钾、钠、钙等。

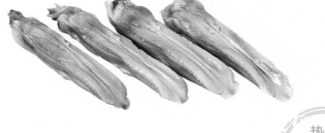

热量
80
千焦/100克

『别名』
鸭条、鸭舌条

『性味归经』
性凉，味甘、咸，
归胃经

认识鸭舌

食 材 功 效

❶鸭舌中蛋白质的含量较高，种类多，易消化吸收，有增强体力、强壮身体的作用。

❷鸭舌含有对人体生长发育有重要作用的磷脂类，对神经系统和身体发育有很大的作用，对改善老年人智力衰退有一定的作用。

❸鸭舌对营养不良、畏寒怕冷、乏力疲劳、月经不调、

贫血、虚弱等症有很好的食疗作用。

❹中医学认为，鸭舌有温中益气、补虚填精、健脾胃、活血脉、强筋骨的功效。

『辣炒鸭舌』

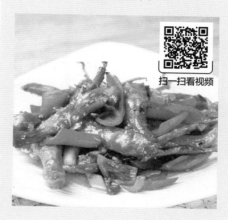

扫一扫看视频

适合人群

一般人均可食用。

烹饪指南

卤制鸭舌时要用中火。炒的时候要用旺火，且动作要迅速，使鸭舌受热均匀。

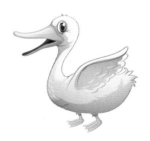

实用小偏方

❶鸭舌与海带、冬瓜煮汤，可以降脂、润肺、抗辐射。

❷鸭舌与苦瓜炒食，可以消炎下火、益肠道。

鸭舌选购

◎鸭舌头根状茎极短，具柔软须根。质量良好的鸭舌呈洁白或淡米黄色，有光泽，外形规则，表皮无破损，无异味。

鸭舌储存

◎低温储存。冷藏在 2℃～4℃环境下可保存2～4日；冷冻在-18℃或以下的温度可保存 4～6个月。因鸭舌在保存的时候容易产生血水，为了避免与鸭肉互相污染，所以在包装冷藏时，两者应该分开处理。

◎新买来的鸭舌容易隐藏细菌，要选择有效的清洗方法进行清理。

◎面粉清洗法

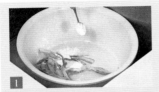
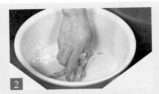
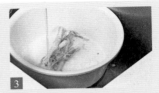

1 鸭舌放入盆中，加适量面粉，均匀地粘在鸭舌上。

2 用手揉搓鸭舌，搓去上面的白色黏稠物。

3 用清水把鸭舌冲洗干净，捞出沥水。

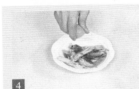
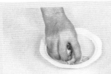
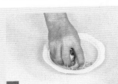

4 挤适量柠檬汁到鸭舌上。

5 用手搓揉混合柠檬汁。

6 持续揉搓一会儿，把柠檬汁均匀地揉进鸭舌中。

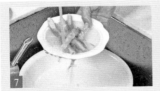
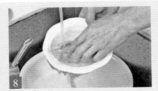
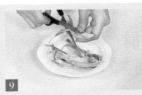

7 将鸭舌放在水龙头下，用清水冲洗。

8 用手搅拨几下，冲洗后，沥干水分。

9 用剪刀把鸭舌两边齿轮状的白色物剪掉即可。

◎氽烫清洗法

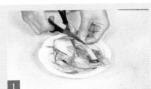
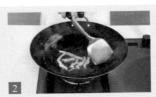
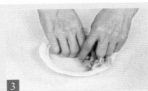

1 用剪刀把鸭舌两边带齿轮状的白色物剪掉。

2 把鸭舌放入开水中氽烫一下，再捞出来。

3 轻揉鸭舌，把硬质皮退下，冲洗净，沥干水即可。

鸭肠

Duck intestine

『鸭肠简介』 鸭肠是鸭杂的一部分，含有丰富的营养成分，对机体代谢和器官功能的维护有重要作用，可以做成多种美味菜肴。

『营养成分』 含蛋白质，B族维生素、维生素C、维生素A和视黄醇、钾、钠、钙、铁等。

● **食用量** ●
每次约50克

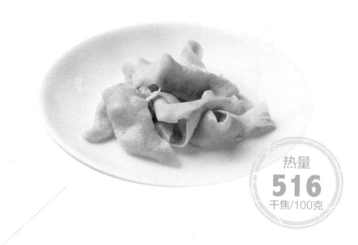

热量
516
千焦/100克

『**别名**』
无

『**性味归经**』
性凉，味甘、咸，
归胃经

认识鸭肠

食 材 功 效

❶鸭肠富含蛋白质、B族维生素、维生素C、维生素A和钙、铁等微量元素，对人体新陈代谢，神经、心脏、消化和视觉的维护都有良好的作用。

❷鸭肠富含蛋白质，蛋白质是维持免疫机能最重要的营养素，也是构成白血球和抗体的主要成份，所以食用鸭肠能提高免疫力。

一般人群均可食用。

烹饪指南

❶鸭肠质地柔嫩，用旺火热油速炒，可以保持柔嫩的特点。
❷炒鸭的配料宜根据季节而定，如春季可配青椒或韭黄，冬天可配小韭菜。

实用小偏方

❶鸭肠与酸豆角同炒，可以降糖、活血。
❷鸭肠与莴笋同炒，可以通便、排毒。

美味菜肴

『空心菜炒鸭肠』

扫一扫看视频

鸭肠选购

◎质量好的鸭肠一般呈乳白色，黏液多，异味较轻，具有韧性，不带粪便及污物。选购时如果鸭肠色泽暗淡，呈淡绿色或灰绿色，组织软，无韧性，黏液少且异味重，说明质量欠佳，不宜选购。

鸭肠储存

◎鲜鸭肠不宜长时间保鲜，家庭中如果暂时食用不完，可采用以下方法保存：
❶**通风储存法**：用保鲜袋将鸭肠装好，外面再用一深颜色的口袋装上，放在背阴的窗外，一般适用于冬天气温低的时候自然冷冻保存。
❷**冰箱冷藏法**：将鸭肠收拾干净，煮熟，取出用冷水过凉，擦净水分，用保鲜袋包裹成小包，直接放冰箱冷藏区保鲜，一般可保鲜3~5天不变质。

◎鸭肠由于构造特殊，里面易滞留脏物，推荐以下几种清洗方法进行清理：

◎食盐清洗法

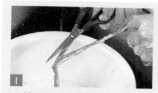
1 用剪刀把鸭肠剪开。

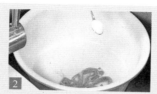
2 把鸭肠放入盆中，加适量食盐。

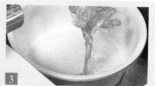
3 用手揉搓鸭肠，直到没有滑腻的感觉。

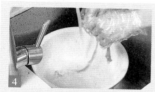
4 用清水把鸭肠冲洗干净。

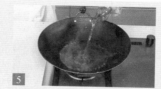
5 烧一锅沸水，再倒入适量白酒。

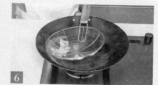
6 将鸭肠放入锅内，煮两分钟后捞起，沥干水分即可。

◎生粉清洗法

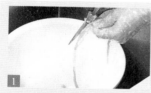
1 用剪刀把鸭肠剪开。

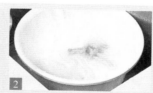
2 把鸭肠放入盆中，并往盆中注水，没过鸭肠。

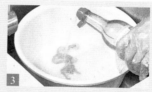
3 往水中倒入少许醋。

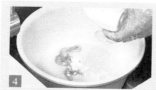
4 加入适量生粉，搅匀，浸泡10分钟左右。

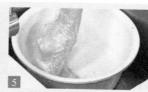
5 用手慢慢揉捏鸭肠。

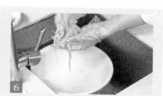
6 把鸭肠用清水冲洗干净，沥干水即可。

◎小苏打清洗法

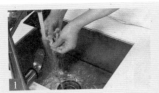

1 鸭肠先用流动水冲洗。

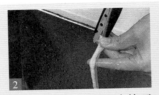

2 用剪刀将鸭肠的一端剪开一道口子。

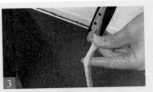

3 在剪开的鸭肠一端插入一根筷子。

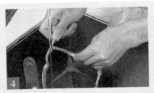

4 移动筷子，将鸭肠划开，用清水将内侧洗净。

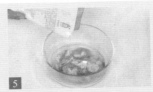

5 将鸭肠放入碗中，加入少许小苏打粉，抓洗几下。

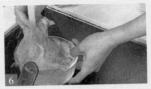

6 再将鸭肠放于水龙头下，冲洗干净即可。

◎生姜清洗法

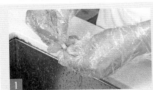

1 取一小块生姜，从鸭肠管的一端塞进去。

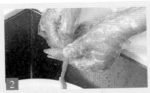

2 用手挤压鸭肠中的生姜，往另一端移动。

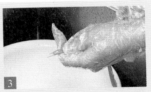

3 将生姜从鸭肠的另一端挤出来。

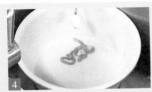

4 把鸭肠放入盆中，再加入适量食盐。

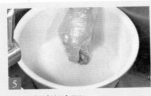

5 用手揉搓鸭肠。

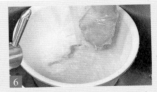

6 把鸭肠清洗干净，沥干水即可。

168

◎夹筷清洗法

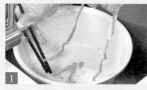

1 用筷子把鸭肠的一端夹紧。

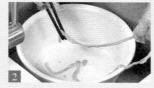

2 把鸭肠从夹紧的筷子缝隙间抽出，清除里面的杂物。

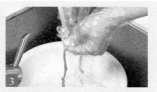

3 把鸭肠放在流水下冲洗。

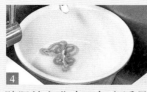

4 鸭肠放入盆中，加入适量食盐。

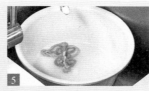

5 用手反复揉搓鸭肠。

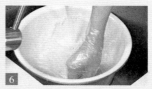

6 用清水把鸭肠冲洗干净，沥干水即可。

鸭肠切法

◎鸭肠改刀后既便于烹饪入味，又便于夹取食用，而且好的造型还能增加食欲。鸭肠的切法主要是切段。

◎切段

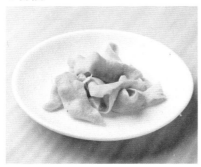

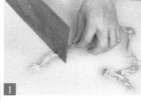

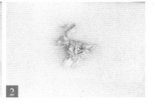

①取一条洗净的鸭肠，选择合适的长度切段。
②把鸭肠依次切成均匀的若干段即可。

鸭胗

Duck gizzards

● 食用量 ●
每次约45克

『鸭胗简介』 鸭胗即鸭胃，形状扁圆，用它做出来的美味，肉质紧密，紧韧耐嚼，滋味悠长，无油腻感，是老少皆喜爱的佳肴珍品。

『营养成分』 含糖类、蛋白质、脂肪，烟酸、维生素C、维生素E和钙、镁、铁、钾、磷、硒等。

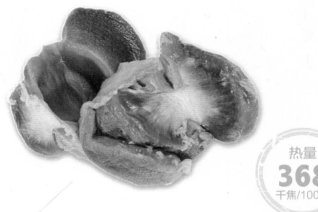

热量
368
千焦/100克

『别名』
鸭肫、鸭胃

『性味归经』
性平，味甘、咸，
入脾、胃经

认识鸭胗

食材功效

❶鸭胗中铁元素含量较丰富，食用后有助于预防贫血，女性可以适当多食用一些。
❷中医认为，鸭胗有健胃之效。

一般人群均可食用，贫血病患者尤其适合食用，上腹饱胀、消化不良者可以多吃。

❶鸭胗本身没什么香味，最好是放在高汤里面一起炖制，入味好吃些。
❷可以用盐水来压煮鸭胗，然后切片装成凉菜，这样就是盐水鸭胗了，当成头盘菜，给客人下酒不错。

『 洋葱炒鸭胗 』

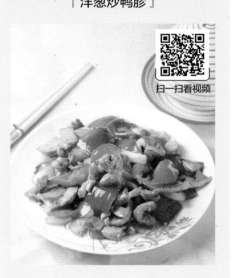

扫一扫看视频

❶鸭胗与冬笋同炒，可以排毒养肝、助消化。
❷榨菜与鸭胗同炒，可以润肠、消炎。
❸鸭胗200克，胡萝卜50克，一同入锅，炒食，有明目、清热去火的作用。
❹取鸭胗500克，菠萝半只。鸭胗切花；菠萝切花，用盐水浸泡清洗；将鸭胗与菠萝一起入锅，炒食。本方具有减肥瘦身、美容养颜的作用。

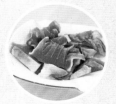

鸭胗选购

◎新鲜的鸭胗外表呈紫红色或红色，表面富有弹性和光泽，质地厚实；不新鲜的鸭胗为黑红色，表面无弹性和光泽，肉质松软。鲜鸭胗本身没有什么气味，不新鲜的则有浓烈的异味。鲜鸭胗摸上去不粘手，不新鲜的发黏。

鸭胗储存

◎家庭中如果购买冷冻鸭胗，可直接放冰箱冷冻室内冷冻保存。如果是新鲜的鸭胗，则不宜长期保存，最好尽快食用；如果想要保鲜几天，可以将鸭胗收拾干净，加入料酒和少许盐拌匀，用保鲜袋包裹好，放入冰箱冷藏室内冷藏保存即可。

鸭胗清洗

◎鸭胗内部污物较多，清洗时要去掉胗皮，可用以下两种清洗方法进行清理：

◎余烫清洗法

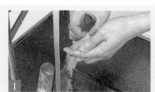
1 鸭胗放在水龙头下，冲去血水。

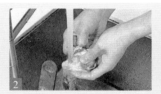
2 用手剥去鸭胗皮。

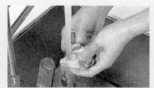
3 用剪刀将鸭胗剪开。

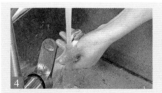
4 冲洗净内部的污物。

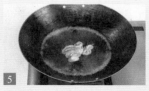
5 将洗好的鸭胗放入热水锅中，余烫几分钟。

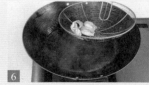
6 将余过水的鸭胗捞出即可。

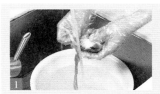

取鸭肫一个，去掉肠子，用清水冲洗干净。

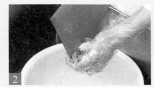

从鸭肫的中间剖开。

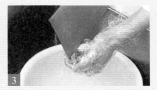

将鸭肫内的污物清出。

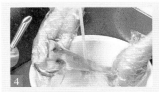

将鸭肫内部冲洗干净。

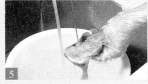

用刀把肫皮挑起。

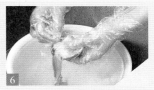

用手将肫皮剥掉。

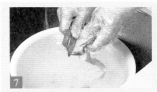

再用刀刮未撕掉的肫皮。

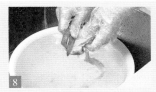

把肫皮彻底清除。

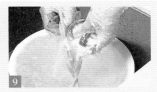

把鸭肫冲洗干净。

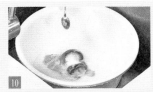

把鸭肫放入盆中，加水和食盐，浸泡10分钟左右。

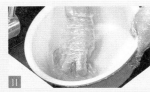

用手揉搓鸭肫。

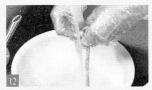

将鸭肫用清水冲净，沥干水分即可。

鸭胗切法

◎鸭胗改刀后既便于烹饪入味，又便于夹取食用，它的刀法主要有切花、片、丁等，还可切成梳子状。

◎切花

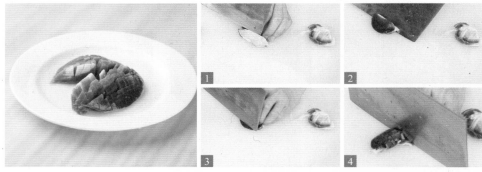

①将鸭胗从中间切开，完全切除内部的胗皮。
②用刀将鸭胗外部的油筋切除干净。
③在鸭胗上切连刀片，底部不切断。
④将鸭胗旋转90°切出网格纹，整理成菊花状即可。

◎切片

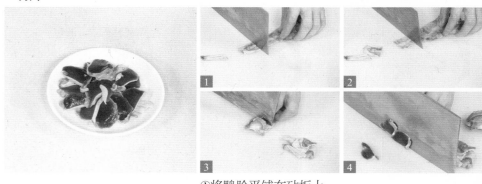

①将鸭胗平铺在砧板上。
②先将鸭胗的油层部分切成长条形。
③将鸭胗对半切，一分为二。
④分别切两块鸭胗，第一刀不切断，第二刀要切断，依次切出多个连刀片即可。

◎切梳子状

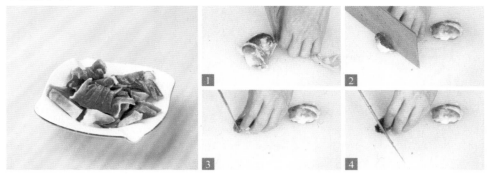

①把鸭胗附带的肠子和油筋切掉，再对半切开。
②连刀切，底部不切断，成若干片。
③将鸭胗旋转一下，再下刀，与之前的刀口垂直。
④选择合适的宽度，将鸭胗按切片的方法切开即可。

◎切丁

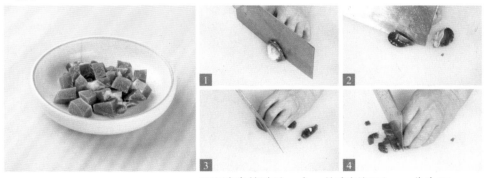

①取洗净的鸭胗一个，从中间切开，一分为二。
②取其中的一半，再从中间切开，一分为二。
③再取切开的一块，切片，改切成条状。
④把切好的胗条摆放整齐，用直刀法切丁即可。

鸭心

Duck heart

● 食用量 ●
每次约40克

『鸭心简介』 鸭心是鸭杂之一，色紫红，呈锥形，质韧，外表附有油脂和筋络。以鸭心入菜，可用来卤水、油炸或爆炒，其中"麻辣鸭心"味道尤为鲜美。

『营养成分』 含有蛋白质、糖类、脂肪，维生素A、维生素E，钙、钾、钠等。

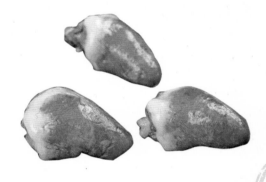

热量
568
千焦/100克

认识鸭心

『别名』
无

『性味归经』
性平，味甘，
入脾、肾经

食 材 功 效

❶鸭心含B族维生素和维生素E较多，能有效改善脚气病、神经炎和多种炎症，还能抗衰老。

❷鸭肉中含有较为丰富的烟酸，烟酸是构成人体内两种重要辅酶的成分之一，对心肌梗死等心脏疾病患者有保护作用。

❸鸭心的营养丰富，有补心安神、镇静降压、理气舒

肝之效，适用于心慌气短、出汗乏力、心烦失眠和低热盗汗等症状。

『葱爆鸭心』

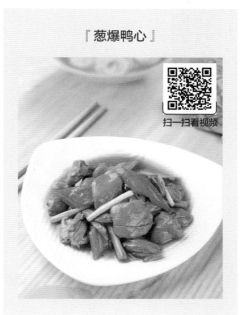

扫一扫看视频

适 合 人 群

一般人群均可食用。

烹 饪 指 南

❶烹调时加入少量盐，肉汤更鲜美。
❷鸭心营养价值高，有很多种菜系佳肴做法，无论蒸、煮、清炖，还是烧、卤、煎、炸，都风味香浓，营养丰富。

鸭心选购

◎品质良好的鸭心，形态饱满，色泽纯正，带有黏液，无异味。

鸭心储存

◎用保鲜膜包好处理干净的鸭心，放在冰箱的冷冻层，低温冷冻存放。

鸭心清洗

◎推荐两种清洗鸭心的方法：
❶**面粉清洗法**：鸭心切开，冲洗掉血丝。将鸭心放进撒有少许面粉的水里，用手反复揉搓，再用清水漂净，沥干即可。
❷**汆烫清洗法**：锅内烧开水，放入鸭心汆烫至变色，捞出沥干水分，再进行烹调。

鹅肉

Goose

● 食用量 ●
每次约100克

『 鹅肉简介 』　鹅又称雁鹅，古称家雁、舒雁。从科学的观点上来讲，鹅肉的营养价值比其他肉高，属绿色健康食品，符合大众的需要。

『 营养成分 』　含维生素A、钾、磷、钠、镁、维生素B_2、亚麻酸、烟酸、脂肪等。

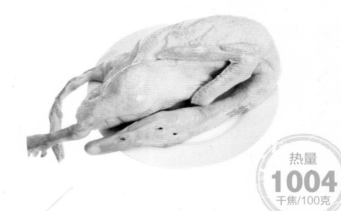

热量
1004
千焦/100克

『 别名 』
雁鹅、天雁、
舒雁、家雁

『 性味归经 』
性平，味甘，
入脾、肺经

认识鹅肉

食材功效

❶中医认为鹅肉为平补之品，性味介于鸡肉和鸭肉之间，具有益气补虚、暖胃生津、利五脏、解铅毒、治虚羸、消渴之功效。

❷现代医学研究认为，鹅肉有高蛋白、低脂肪、低胆固醇的特点，长期食用鹅制品，能起到防癌、抗癌的作用，还对心血管类疾病患者大大有利。

一般人群均可食用，尤其适宜身体虚弱、气血不足、营养不良之人食用。凡经常口渴、乏力、气短、食欲不振者，可常喝鹅汤，吃鹅肉。但是，患感冒、气管炎、慢性肾炎、瘙痒症、高血压病、高脂血症、动脉硬化者忌食。

烹 饪 指 南

❶鹅肉要逆着纹路切，做熟后才不会嚼不烂。

❷鹅肉不易煮熟烂，可取一块猪胰切碎后与鹅肉同煮，容易熟烂，且汤鲜入味。

❸炖老鹅肉时，可将樱桃叶放入锅中一起炖，这样鹅肉就容易炖烂了。

美 味 菜 肴

『鹅肉烧冬瓜』

扫一扫看视频

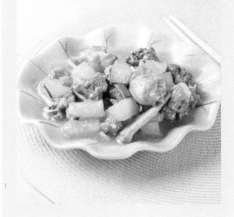

实用小偏方

❶鹅肉500克，鱼鳔 40克，煮熟用食盐、味精调味食用。治阴虚发热、手足心热、腰腿乏力、健忘。

❷鹅肉和蘑菇一起做成汤，可用于食管癌和胃癌的食疗。

❸鹅肉与竹笋同炒，可以开胃、止咳。

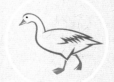

鹅的分类

◎浙东白鹅

全身羽毛洁白。额上方肉瘤高突成半球形。颌下无咽袋，颈细长。喙、胫、蹼幼年时橘黄色，成年后变橘红色，爪玉白色。

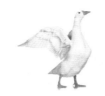

◎四川白鹅

全身羽毛洁白紧密，喙橘红色。成年公鹅体质结实，头颈较粗，额部有一个呈半圆形的肉瘤。成年母鹅颈细长，肉瘤不明显。

◎太湖鹅

体态高昂，体质细致紧凑，全身羽毛紧贴洁白；喙、胫、蹼均橘红色，喙端色较淡，爪白色；眼睑淡黄色，虹彩灰蓝色。

◎籽鹅

体型小，略呈长圆形，颈细长，头上有小肉瘤，多数头顶有缨。喙、胫和蹼为橙黄色。额下垂皮较小，腹部不下垂。羽毛白色。

◎狮头鹅

羽毛灰褐色或银灰色。头大眼小，头部顶端和两侧具有较大黑肉瘤。嘴短而宽，颈长短适中，脚和蹼为橙黄色或黄灰色。

◎莱茵鹅

莱茵鹅体型中等。初生雏绒毛为黄褐色，随着生长周龄增加而逐渐变白。喙、胫、蹼均为橘黄色。头上无肉瘤，颌下无皮褶。

◎朗德鹅

又称西南灰鹅。毛色灰褐，颈部、背部接近黑色，胸部毛色较浅，呈银灰色，腹下部则呈白色，喙橘黄色，胫、蹼肉色。

鹅肉选购

◎买鹅肉时，根据颜色、气味等可以判断出其品质优劣。

❶**看颜色**：新鲜的鹅肉外表应有光泽，颜色应是红润而均匀的，其脂肪为白色。

❷**闻气味**：新鲜的鹅肉是正常的味道，不应有发霉、发臭等现象。

❸**摸软硬**：新鲜的鹅肉外表应是微干的，不粘手，用手压鹅肉后的凹陷应能立即恢复。

鹅肉储存

◎新鲜鹅肉不宜直接裸露在室温下保存，应选择合适的储存方法进行储存：

❶**通风储存法**：将脂肪切除，在新鲜肉内涂上食盐，进行腌制，再将腌过的肉挂在阴凉通风处。

❷**冰箱冷藏法**：购买后要马上放进冰箱冷藏区保鲜。如果一时吃不完，最好将剩下的鹅肉煮熟，用保鲜膜密封好再放入冰箱冷藏区保存，可储存3~4天。

鹅肉清洗

◎鹅肉不宜只用清水清洗，这里推荐几种清洗方法：

❶**啤酒清洗法**：刚宰杀的鹅往往会有一股腥味，可以将其放在加了盐的啤酒中浸泡1个小时，再烹制就没有异味了。

❷**姜汁清洗法**：超市买回来的冷冻鹅肉可以先放在姜汁液中，浸泡半个小时以后再用清水冲洗干净。在热水锅中汆去血水，捞出沥干即可。

❸**汆烫清洗法**：选取活的成鹅，宰杀放血后，将其在沸水锅内煮1分钟左右，捞出，直接拔毛即可。再除去内脏、头、颈、翅、脚、皮，放入清水中浸泡1小时，再用清水冲洗干净备用。

鹅掌

Lobster

『别名』

鹅脚

『性味归经』

性平，味甘，
入胃经

『鹅掌简介』 鹅掌，顾名思义即家鹅的脚掌，因其肉多，而且口感特别，故常被做成美味佳肴，是人们喜闻乐见的美食材料。

『营养成分』 含蛋白质、氨基酸、多种维生素、微量元素、脂肪等。

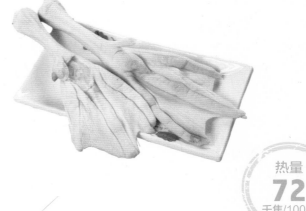

热量
72
千焦/100克

认识鹅掌

食材功效

❶鹅掌营养丰富，脂肪含量底，不饱和脂肪酸含量高，对人体健康十分有利，有利于少年、儿童的生长发育和老年人的保健养生。

❷中医认为，鹅掌味甘平，有补阴益气、暖胃开津、祛风湿防衰老之效，是中医食疗的上品。

❸鹅肉的营养价值极高，是一种高蛋白、低脂肪、低

胆固醇的健康肉类。它性甘平，无毒，可利五脏，解五脏热，补虚益气，尤其适合秋冬天的食补。

『鲍汁扣鹅掌』

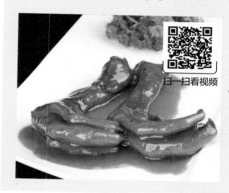

扫一扫看视频

适 合 人 群

一般人都能食用。

烹 饪 指 南

鹅掌用旺火蒸至酥软后稍凉，以利刃剔去掌骨，还能保持整形。

实 用 小 偏 方

❶鹅掌和冬瓜一起炖汤，能降血脂、软化血管、降血压。
❷取适量的鹅掌和花生米，放入锅中，一同熬汤食用，具有催奶的作用，特别适合产后孕妇食用。

鹅掌选购

◎宜选用肉质肥厚的新鲜鹅掌，无异味，皮肉完整。

鹅掌储存

◎可采用冰箱冷藏法保存：将买回来的鹅掌洗净，沥干水分，装入保鲜袋，再放置冰箱冷藏区保存1～2天。

鹅掌清洗

◎鹅掌刮洗干净，斩去爪尖，用小刀剖开掌骨上侧，切去掌底老茧，用清水冲洗干净即可。也可以用盐水清洗：先用清水将鹅掌冲洗一遍，用手揉捏鹅掌，仔细清洗，将洗净的鹅掌放入小碗中，撒适量的盐，把鹅掌上的盐抹匀，用手揉捏鹅掌，将揉捏好的鹅掌用清水冲洗干净即可。

鹅肠

Goose intestine

● 食用量 ●
每次约40克

『鹅肠简介』　鹅肠，属于禽类产品鹅的肠子，是火锅中餐的优质食材。富含多种营养成分，对人体新陈代谢，神经、心脏、消化和视觉的维护都有良好的作用。

『营养成分』　富含蛋白质，B族维生素、维生素C、维生素A和钙、铁等。

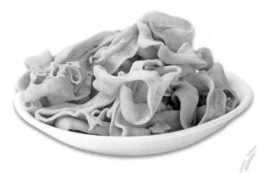

热量
56
千焦/100克

『别名』
无

『性味归经』
性平，味甘，
入胃经

认识鹅肠

食 材 功 效

❶中医认为，鹅肠性平味甘，具有益气补虚、温中散血、行气解毒的功效。

❷鹅肠富含蛋白质和维生素，对人体新陈代谢，神经、心脏、消化和视觉的维护都有良好的作用。

一般人群均可食用。

烹 饪 指 南

❶鹅肠虽脆爽，但略带点韧性，若以适量食用碱水腌过，使其略变松软，然后灼熟进食，则爽脆程度大增。
❷氽鹅肠时要水多、火大，氽制迅速。
❸与冻鹅肠相比，鲜鹅肠优点是在色泽、口感、外观等方面要好。

实 用 小 偏 方

❶熟鹅肠和香芹一起凉拌食用，有开胃润肺、通便排毒的作用。
❷与木耳同炒食用，可减肥、排毒。

美 味 菜 肴

『 小炒鹅肠 』

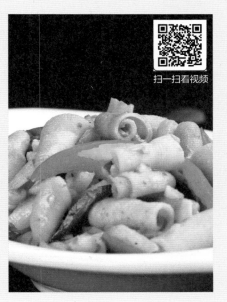

扫一扫看视频

鹅肠选购

◎看宽度和厚度，越宽厚的越好。看肠上带的肠油去干净没有，去得越干净的越好。颜色土黄色带点红色的为好。

鹅肠储存

◎鹅肠买来一次用不完，可以先清洗干净再装进保鲜袋中，置于冰箱的冷冻层中，以-18℃速冻储存，可较长时间保存。

鹅肠清洗

◎鹅肠内部容易残留脏物，推荐以下几种清洗方法进行彻底清理：
❶**食盐清洗法**：将鹅肠放入清水中浸一段时间，逐条展开，用刀横着刮，将附着在肠壁内侧的黏液清除干净，最后用盐再揉搓一次，冲洗，将杂质彻底清除干净。
❷**生粉清洗法**：将鹅肠剪开，洗净，倒醋、生粉，捏至白色物质变黏稠，再洗净。

鸽子

Pigeon

● **食用量** ●
每次半只

『鸽子简介』 鸽子是和平、幸福、圣洁的象征。人类养鸽历史悠久，而肉用鸽是近年兴起的特种养禽之一，素有"无鸽不成宴，一鸽胜九鸡"之说。

『营养成分』 含蛋白质，糖类，烟酸、维生素B_2、钾、磷、钠、镁、钙，脂肪等。

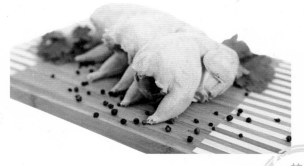

热量
804
千焦/100克

『别名』
鹁鸽、飞奴、
官鸭、白凤

『性味归经』
性平，味咸，
入肝、肾经

认识鸽子

食 材 功 效

❶中医学认为，鸽肉气味咸、平、无毒，有解毒、补肾壮阳、缓解神经衰弱之功效。

❷现代医学研究认为，鸽肉内含丰富的蛋白质，脂肪含量很低，营养作用优于鸡肉，且比鸡肉易消化吸收，是产妇和婴幼儿的最好营养品。

一般人均可食用，对老年人、体虚病弱者、学生、孕妇及儿童有恢复体力、愈合伤口、增强脑力和视力的功用，但是性欲旺盛者及肾功能衰竭者应尽量少吃或不吃。

❶鸽子肉脂肪含量不低，减肥期间建议去皮后食用。

❷若用鸽肉做汤，清洗时要挖清肺部，否则腥味较重，汤色欠佳。

❸鸽肉以清蒸、煲汤为好，这样能使营养成分保留得比较好。

『五彩鸽丝』

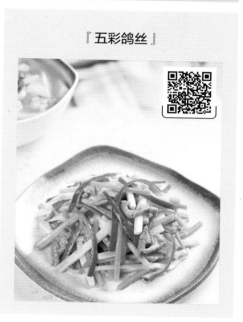

鸽子的种类

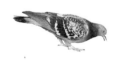

◎野鸽

中等体型（32厘米左右）的蓝灰色鸽。翼上横斑及尾端横斑黑色，头及胸部具紫绿色闪光。此鸟为人们所熟悉的城市及家养品种鸽的野型。

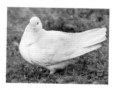

◎美国王鸽

美国王鸽，亦称K王鸽、落地王、王鸽。宽胸阔背，平头光脚，头尾高翘，呈元宝形，体态美观。美国王鸽是目前世界上大型肉用种鸽。

◎丹麦王鸽

丹麦用引进的美国王鸽与当地鸽杂交而成的品种，羽色有纯白、灰、银等多种。羽色、体型均与美国王鸽相似。头扬尾翘，呈元宝状。胸宽、背阔，体重1500克左右。

187

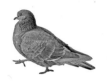

◎法国蒙丹鸽

法国蒙丹鸽有光脚和毛脚两个变种，羽色多种，体躯短而浑圆，羽毛竖实，尾羽上翘不明显。成年鸽重700～900克，上市光鸽450克以上。

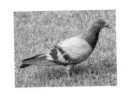

◎石岐鸽

石岐鸽体型长，形如芭蕉蕾，大小与王鸽相似，以白色为主，瓦灰、雨点多见，红绛、花鸽也不少。适应性强，耐粗饲，性温驯。

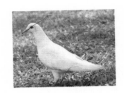

◎公斤鸽

该品种产于昆明，含有贺姆等鸽血缘，体重1000克左右，故称公斤鸽。幼鸽前期生长快，早熟、易肥、省饲料。体型偏长，瓦灰色居多，亦有其他毛色。

鸽肉选购

◎市面上既有鲜活的肉鸽卖，也有处理好的鸽肉，购买时要根据各自的形态特征来挑选。

❶活鸽选购：体形最好挑呈球形的，体重较大，腰要圆，背要宽，腿要短，性情要温顺，且善高飞、喜地行走的。

❷鸽肉的选购：优质鸽肉有光泽，脂肪洁白；劣质鸽肉缺乏光泽。

鸽肉储存

◎鸽肉不宜在常温下裸露储存，可采用以下两种适合家庭储存的方法：

❶冰箱冷藏法：可将鸽肉煮熟，放入保鲜袋，置于冰箱冷藏区保存。

❷冰箱冷冻法：新鲜的鸽肉最好在两天内吃完。如果需要长时间的保存，可擦净表面水分，放冰箱冷冻室内冷冻保存。

鸽肉清洗

◎冻鸽肉可用姜汁清洗法来清洗，活的鸽子则可采用汆烫清洗法进行处理。

❶姜汁清洗法：冷冻鸽肉可以先放入盛有姜汁液的大碗中浸泡半个小时，然后冲洗干净。汆去血水，捞出备用即可。

❷汆烫清洗法：将鸽子拔去毛，洗净，在鸽子腹部靠近肛门附近开一小口，取出内脏洗净，放入开水锅里煮至水开时捞出。再冲洗干净，即可用于烹饪。

鸡蛋

Quail

『鸡蛋简介』 鸡蛋，是母鸡所产的卵，含有大量的维生素、矿物质及有高生物价值的蛋白质，是人类最好的营养来源之一。对人而言，鸡蛋的蛋白质品质最佳，仅次于母乳。

『营养成分』 含蛋白质以及维生素A、维生素B_2、维生素B_6、维生素D、维生素E、氨基酸、蛋黄素、铁、磷等。

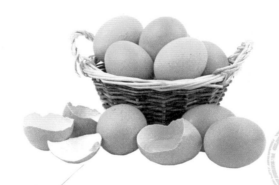

热量
624
千焦/100克

认识鸡蛋

『别名』
鸡卵、鸡子

『性味归经』
味甘、平，
入脾、胃经

食材功效

❶鸡蛋富含DHA和卵磷脂、卵黄素，对神经系统和身体发育有利，能健脑益智。

❷鸡蛋中的蛋白质对肝脏组织损伤有修复作用。

❸蛋黄中的卵磷脂可促进肝细胞的再生，还可提高人体血浆蛋白量，增强机体的代谢功能和免疫功能。

一般人都适合，更是婴幼儿、孕妇、产妇、病人的理想食品。

❶煮鸡蛋时经常会出现蛋壳破裂的情况，避免破壳的基本要领是"开水煮冷蛋"，就是把鸡蛋直接放入开水里煮。

❷吃蛋必须煮熟吃，不要生吃，打蛋时也须提防沾染到蛋壳上的杂菌。

❸鸡蛋吃法多种多样，就营养的吸收和消化率来讲，煮鸡蛋是最佳的吃法。不过，对儿童来说，还是蒸蛋羹、蛋花汤最适合。

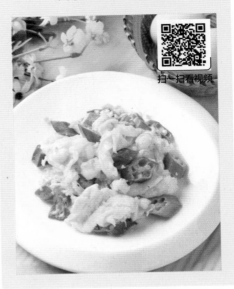

『海鲜鸡蛋炒秋葵』

扫一扫看视频

实用小偏方

❶蛋壳烧成灰后用油调好外用，可治疗疥癣。

❷当归10克煎水，放入鸡蛋2个、红糖30克，每次月经后食，治妇女血虚、月经不调。

❸红糖水煎鸡蛋食，治产后腹泻。

❹鸡蛋2个，白糖30克，调匀后用开水冲服，治慢性气管炎。

❺鸡蛋1个，胡椒粉7粒（研粉），共煎熟食，治虚寒胃痛。

❻鸡蛋1~2个，醋煮熟食之，或用白酒炒鸡蛋或冲蛋食之，均治风寒腹泻。

鸡蛋的种类

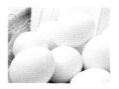

◎白壳鸡蛋

白壳鸡蛋是来亨鸡或者白洛克鸡下的，称洋鸡。皮薄，蛋黄略小，呈浅黄色。

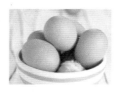

◎红壳鸡蛋

红壳鸡蛋的蛋壳是红色的。因为血是红色的，里面含有血红蛋白，包含的红色色素比较多，白色素很少。

鸡蛋选购

◎鸡蛋十分常见，但挑选还是有一定的诀窍，可以从外形方面判定品质优劣。

观外形：优质鲜蛋，蛋壳清洁、完整、无光泽，壳上有一层白霜，色泽鲜明；劣质鲜蛋，蛋壳表面的粉霜脱落，壳色油亮，呈乌灰色或暗黑色，有油样浸出，有较多或较大的霉斑。

鸡蛋储存

◎鸡蛋很耐存放，但并非能无限期放置，为了保证新鲜度，一时吃不完的话，可采用以下方法进行保存：

冰箱冷藏法：鸡蛋可放在冰箱内的冷藏区保存，一般可以保鲜半个月。

鸡蛋清洗

◎清洗掉鸡蛋表面的灰尘和脏污即可，不要过度清洗，以免将蛋的角质层洗掉。

毛刷清洗法：将鸡蛋放入盆中，加入清水，浸泡几分钟，用软毛刷轻轻地刷洗鸡蛋表面，再用清水冲洗干净，沥干水分即可。

鸭蛋

Duck's egg

● 食用量 ●
每次1个

『 别名 』
鸭卵、鸭子、青皮

『 性味归经 』
性凉，味甘、咸，
入肺、胃经

『鸭蛋简介』 鸭蛋即鸭所产的卵，是常见的蛋类之一，它在日常饮食中占有重要的地位。鸭蛋营养丰富，吃起来较鸡蛋油润。水煮后蛋白成蓝色，蛋黄则是橘红色。

『营养成分』 含水分、蛋白质、脂肪、糖类，以及维生素A、维生素B_1、磷、铁、镁等。

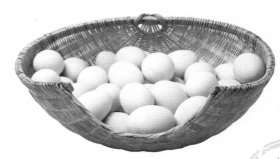

热量
720
千焦/100克

认识鸭蛋

食 材 功 效

❶鸭蛋中蛋白质的含量和鸡蛋一样，比较高，有强壮身体的作用。

❷鸭蛋中各种矿物质的总量超过鸡蛋很多，特别是人体中迫切需要的铁和钙，在咸鸭蛋中更是丰富，对骨骼发育有益，并能预防贫血。

❸鸭蛋含有较多的维生素B_2，是补充B族维生素的理

想食品之一。

『生地鸭蛋炖肉』

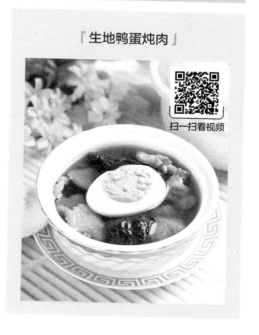

扫一扫看视频

适合人群

一般人群均可食用，尤其适宜肺热咳嗽、咽喉痛、泄痢之人食用。凡脾阳不足、寒湿下痢以及食后气滞痞闷者忌食；生病期间暂不宜食用；癌症患者忌食；高血压病、高脂血症、动脉硬化及脂肪肝患者亦忌。

烹饪指南

❶鸭蛋也可以象鸡蛋一样吃，怕腥的话可以加些姜汁。
❷鸭蛋还可做成咸蛋食用。

实用小偏方

❶取鸭蛋2个，冰糖50克。将冰糖捶成屑，放入大碗内，加沸水溶化，待水冷后打入鸭蛋，调匀，上笼用武火蒸15～20分钟即成。趁温服食，可缓解肺阴不足、肺气上逆、痉咳阵作、咳声无力等症。
❷取鸭蛋1～2个，银耳10克，冰糖适量。将银耳洗净，放入锅内，加水适量，先以武火煮沸，再用文火煨炖至银耳汤水变浓时，将鸭蛋打入碗中，与冰糖一并放入银耳汤中，稍煮即可。饮汤，食银耳、鸭蛋，可治肺阴亏虚、干咳少痰、口燥咽干。

鸭蛋的种类

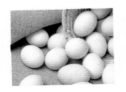

◎青壳鸭蛋

淡蓝色青皮鸭蛋基本上是新鸭子产的，因为新鸭子年轻体壮，产蛋有力，钙的成分也多一点，外壳也厚一点，难以碰坏。尤其适合煎汤或煮熟后去壳食用。

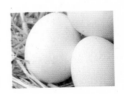

◎白壳鸭蛋

外壳白色的鸭蛋是鸭龄较老的鸭子产的，鸭老体衰，下蛋无力，故此，外壳也薄，容易撞坏。可打入碗中搅匀以沸水冲食。趁温服食效果最好。

鸭蛋选购

◎根据鸭蛋的外观、重量等可以判断出其新鲜度及品质优劣。

❶看外形：新鲜鸭蛋壳粗糙，壳上附有霜状的细小粉末，色泽鲜洁，无裂纹。

❷掂重量：新鲜蛋拿在手中发沉，有压手感觉；若无压手感，则为陈蛋。

鸭蛋储存

◎鸭蛋要保持新鲜，有以下几种实用的储存方法：

❶通风保存法：将鸭蛋放在干燥通风处保存，大概可以存放一周。

❷冰箱冷藏法：放入冰箱冷藏。大头朝上，小头在下，利于保证鸭蛋的质量。

鸭蛋清洗

◎鸭蛋的清洗方法主要有以下两种：

❶毛刷清洗法：将鸭蛋浸水泡几分钟，用软毛刷刷洗表面，冲洗干净，沥干水分即可。

❷淘米水清洗法：把新鲜鸭蛋放进淘米水中，浸泡10分钟左右，淘米水具有较强的除菌效果，用手轻轻地搓洗鸭蛋，除去其表面杂质，用清水洗净，沥干水分即可。

鹅蛋

Goose egg

● 食用量 ●
每次1个

『 别名 』
鹅卵

『 性味归经 』
性温，味甘

『 鹅蛋简介 』　鹅蛋是家禽鹅生下的卵。鹅蛋成椭圆形，个体很大。质地较粗糙，草腥味较重，食味不及鸡蛋和鸭蛋。

『 营养成分 』　含蛋白质，脂肪，维生素A、维生素D、维生素E，钙、钾、镁、锌，维生素B_2和维生素B_1、烟酸等。

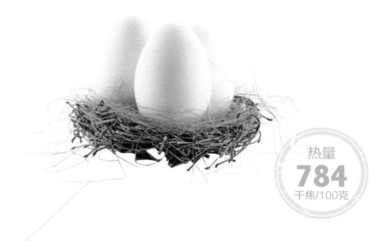

热量
784
千焦/100克

认识鹅蛋

食 材 功 效

❶鹅蛋中含有多种蛋白质，最多和最主要的是蛋白中的卵白蛋白和蛋黄中的卵黄磷蛋白。蛋白质中富有人体所必需的各种氨基酸，是完全蛋白质，易于被人体消化吸收。

❷鹅蛋中的脂肪绝大部分集中在蛋黄内，含有较多的磷脂，其中约一半是卵磷脂，这些成分对人的脑及神

经组织的发育有重要作用。

适 合 人 群

一般人均可食用。是老年人、儿童、体虚者、贫血者的理想营养食品，但不适合内脏损伤患者食用。

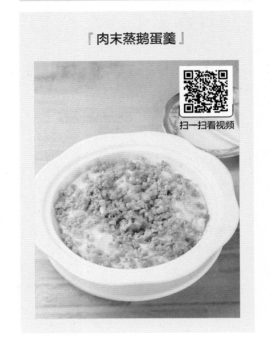

『肉末蒸鹅蛋羹』

扫一扫看视频

烹 饪 指 南

新鲜的鹅蛋可供人们煮、蒸、炒、煎等熟制食用，或者作为食品工业原料，用于加工蛋糕、面包等食品。

鹅蛋选购

◎买鹅蛋时，根据粉末、声音等情况，可以判断其品质优劣。

❶看粉末：鲜鹅蛋外壳有一层白霜粉末，手指摩擦时应不太光滑。

❷听声音：捏住鹅蛋摇动，发出晃荡的声音的是变质的鹅蛋。

鹅蛋储存

◎鹅蛋需要存放在冰箱当中，并且尽快食用完毕，否则很容易就会变质或结块。

鹅蛋清洗

◎鹅蛋用流动水冲洗就可以了，表面比较脏的可以用手或软毛刷轻轻地搓洗，并用水冲干净。

皮蛋

Preserved egg

● 食用量 ●
每次1个

『别名』
皮蛋、变蛋、灰包蛋

『性味归经』
性寒，味辛、涩、
甘、咸，入胃经

『皮蛋简介』 皮蛋又称松花蛋、变蛋等，是我国传统的风味蛋制品，不仅为国内广大消费者所喜爱，在国际市场上也享有盛名。具有一定的药用价值。

『营养成分』 含蛋白质、脂肪、碳水化合物、维生素A、维生素E、烟酸、钾、磷、钠等。

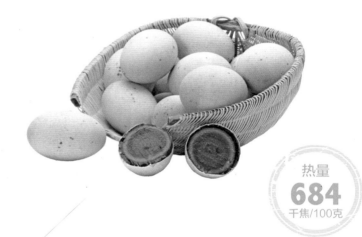

热量
684
千焦/100克

认识皮蛋

食材功效

❶皮蛋富含维生素A，能保护呼吸道上皮，提高免疫球蛋白的免疫功能，预防呼吸道感染。

❷皮蛋含有大量胶质，可生成血小板，有止血功效。

❸皮蛋有较多的矿物质，能刺激消化器官，增加食欲，中和胃酸，促进营养的消化吸收。

❹中医认为，皮蛋味苦，能清心泻火、清热除烦，能

够消除血液中的热毒，适宜于容易上火的人士食用。

『红油皮蛋拌豆腐』

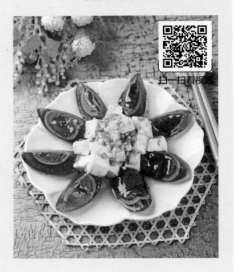

扫一扫看视频

适 合 人 群

一般人都适宜食用，火旺者最宜食用；少儿应少食，脾阳不足、寒湿下痢者，心血管病、肝肾疾病患者少食。

烹 饪 指 南

皮蛋可直接蘸佐料吃，如酱油、酱油膏、辣椒酱等；可直接拌姜片；也可制成各种料理，如皮蛋豆腐、糖醋皮蛋、三色蛋、皮蛋瘦肉粥等。

皮蛋的种类

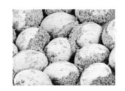

◎松花鸭蛋

用鸭蛋做成，颜色发黑不透明，有斑点。含铅，有点发臭（因含硫化氢），皮蛋整个蛋凝固，不粘壳，清洁而有弹性，呈半透明棕黄色。

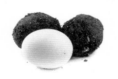

◎松花鸡蛋

用鸡蛋做成的，颜色透明金黄，有雪花斑点，味道香。使用鸡蛋做的皮蛋，蛋壳可以完整地剥除，不像鸭皮蛋那样壳容易碎裂；蛋白部分如琥珀般的晶莹剔透。

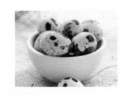

◎鹌鹑皮蛋

外观玲珑精致，色彩斑斓，剥壳后松花纹理清楚，幽香宜人，清爽适口，堪称为"蛋中新秀"，是冷盘佳品。入口清凉，味道鲜美，营养丰富，食之不腻。

皮蛋选购

◎买皮蛋时，根据外观、声音、透光等情况，可以判断其品质优劣。

❶观外形：以蛋壳完整，呈灰白色、无黑斑者为上品。

❷听声音：用手拿住皮蛋，放在耳朵旁边摇动，品质好的皮蛋无响声。

❸察动静：将皮蛋放在手掌中轻轻地掂一掂，品质好的皮蛋颤动大。

皮蛋储存

◎皮蛋是用碱性物质浸制而成，蛋内饱含水分，若放在冰箱内贮存，水分就会逐渐结冰，从而改变皮蛋原有的风味，低温还会影响皮蛋的色泽，使皮蛋变成黄色，所以冰箱内不宜存放皮蛋。需要保存一段时间的皮蛋，可放在塑料袋内密封，置于常温下保存，一般可保存3个月左右风味不变。

皮蛋清洗

◎皮蛋一般用清水冲洗，去壳即可：

◎皮蛋清洗法

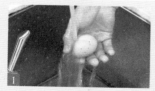

取皮蛋一个，用清水将蛋壳冲洗干净。

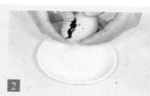

将外壳剥去。

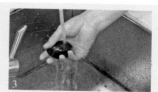

把去壳的皮蛋再次用清水冲洗干净即可。

◎皮蛋经过刀工处理后，便于烹饪，食用方便，常见的处理刀法有切瓣、切丁。

◎切块

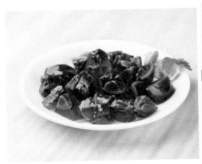
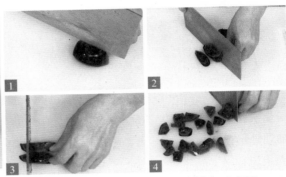

①取一个洗净去壳的皮蛋，从中间纵向对半切。
②取其中一半，将皮蛋切成均匀的瓣。
③依次将其余的皮蛋切成瓣状。
④将多个皮蛋瓣对齐。
⑤将皮蛋切成丁状，将剩余的依次切成丁状即可。

◎切丁

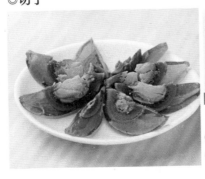
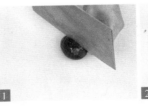
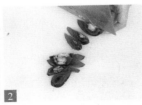

①取去壳的皮蛋，从中间切一刀，将蛋一分为二。
②从中心线向周围切瓣，将皮蛋依次切成瓣即可。